일본 온천보다 나은
한국 찜질방

(주)고려원북스는 우리들의 가슴속에 영원히 남을 지혜가 넘치는 좋은 책을 만들겠습니다.

일본 온천보다 나은 한국 찜질방

초판 1쇄 | 2011년 6월 10일
지은이 | 이우영
펴낸이 | 이용배
펴낸곳 | (주)고려원북스
편집주간 | 설응도
판매마케팅 총괄 | 이종진
책임편집 | 김부영

판매처 | (주)북스컴, Bookscom., Inc.

출판등록 | 2004년 5월 6일(제16-3336호)
주소 | 서울시 광진구 능동 279-3 길송빌딩 701호
전화번호 | 02-466-1207
팩스번호 | 02-466-1301

Copyright ⓒ Koreaonebooks, Inc.
이 책의 저작권은 저자와 출판사에 있습니다. 서면에 의한 저자와 출판사의
허락 없이 책의 전부 또는 일부 내용을 사용할 수 없습니다.

ISBN | 978-89-94543-30-7 (13510)
값은 표지 뒷면에 있습니다.
잘못 만들어진 책은 구입처나 본사에서 교환해 드립니다.

고려원북스는 독자 여러분의 소중한 원고를 기다리고 있습니다.
koreaonebook@naver.com

일본 온천보다 나은
한국 찜질방

이우영 지음

(주)고려원북스

머리글

글을 시작하면서

　17년 전, 저는 다니던 회사를 그만두고 잠시 마음이라도 쉴 요량으로 고향에 내려갔습니다. 하지만 고향집 마루에 앉기도 전에 동네 어르신들이 아버지를 모시고 빨리 진주에 있는 병원으로 가보라고 재촉하셨습니다. 잠시 후 만나본 아버지는 이미 복수(腹水)가 차서 배가 불룩했고, 얼굴에는 푸른 기운이 돌고 있었습니다. 진주행 버스를 타고 아버지 곁에 앉아 괜찮으실 거라고 위로했지만, 아버지는 이미 돌아가실 것을 예감하신 듯 아무 말씀이 없으셨습니다.

　아버지를 대학병원에 입원시켜드리고 쥐어 짜듯 웃는 얼굴로 병실을 나왔습니다. 담당 의사는 '간경변'이라며, 한 달도 채 넘기지 못하실 것이라고 했습니다. 저는 서울에 오자 마자 여러 서점을 다니며 간(肝)에 대한 책을 뒤적이고, 간경변을 고칠 수 있는 병원을 찾느라 동분서주하였습니다. 그러나 입원하신 지 20일 만에 아버지는 돌아가셨습니다. 아들이 오기 전에는 절대 입원하지 않겠다며 우기시다가 병만 키우고 돌아가신 아버지…….

시간이 흘러 두 아들 녀석이 커갈수록 아버지에 대한 그리움과 죄스러움은 겹겹이 쌓여갑니다. 홀로 남으신 어머니께 자식다운 노릇 한번 제대로 못하면서 돌아가신 아버지를 이야기하자니 부끄럽습니다. 기자로 일하면서 많은 명의(名醫)를 만나고 수백 권의 책을 탐독하며 아버지께서 건강한 모습으로 더 오래 사실 수는 없었을까, 몇 번이고 되물어보았습니다. 조금만 더 사시다가 손자들 재롱이라도 보셨더라면 숨어 흘리는 눈물이 반이라도 줄어들지 않았을까 자문(自問)하게 됩니다.

이 책은 오랫동안 제 가슴속을 떠돌던 그 질문에 대한 스스로의 대답입니다. 다양한 한방치유법과 자연의학을 접하면서 모든 병에는 약이 있듯이 모든 약에도 병이 있음을 알게 되었습니다. 그리고 가장 흔한 공기와 찜질방에서 새로운 대안을 찾았습니다. 뜨거운 사우나는 질색이라고 말하는 분들도 우선 이 책을 한번 읽어보시기를 권합니다. 그냥 땀이나 빼고 때만 벗기는 곳으로 생각했던 찜질방이 우리의 건강을 지켜주는 보고(寶庫)라는 것을 여러분은 이 책을 통해 깊이 이해하게 될 것입니다.

일각에서는 찜질방에서 땀을 빼는 것은 건강에 좋지 못할 뿐만 아니라, 비만인의 체지방 감량에도 도움이 되지 못한다는 주장을 하지만, 이는 단편적 지식에서 비롯된 오류입니다. 물론 찜질은 온열요법의 한 수단에 불과할 수 있습니다. 그러나 복식호흡으로 찜질을 하면 온열요법으로는 상상할 수 없는 대단한 효과를 얻을 수 있습니다. 찜질방에서 체지방 감량이 되지 않는다는 주장도 따지고 보면 호흡방식이 잘못되어 있었기 때문입니다. 피(血)는 인체에 좋고 나쁜 것을 가리지 않고 우리 몸에 적합하지 않은 일체의 변수를 방어합니다. 이것을 '항상성'이라 하고, 이를 조절하는 능력을 '면역력'이라 부릅니다. 그리고 피로 인해 외부의 따뜻한 기온은 인체 깊숙한 곳에 침투하기 어렵습니다. 외부온도가 100℃를 넘는 뜨거운 곳에 아무리 오래 있어도 우리 몸을 흐르는 피가 그 열기를 모두 흡수하기 때문에 실제 체온은 41℃를 넘지 못합니다. 따라서 지금처럼 외부에서 열을 공급하는 방식의 온열요법으로는 비만과 질병 치유에 효과적이지 못합니다.

지금까지 살펴본 바와 같이 외부의 어떤 열도 몸의 체온을 조절할 수 없습니다. 결국 우리는 몸의 외부가 아닌 내부에서 온도를 올려야 합니다. 그리고 내부에서 열을 내는 것은 산소이며, 산소를 내부로 공급하는 것은 호흡입니다. 이처럼 찜질이나 온열요법이 외부에서 불씨를 지피는 불쏘시개라면, 복식호흡은 불씨를 받아서 타는 장작의 역할을 하는 것입니다. 따라서 찜질이나 온열은 그 자체보다는 호흡방법을 함께 바꿔주어야 효과를 낼 수 있습니다. 이제 여러분은 이 한 권의 책을 통해 건강에 대한 다양한 여행을 떠나게 될 것입니다. 비록 졸필이지만 저는 이 책이 질병과 비만에 대한 막연한 공포로부터 벗어날 수 있는 안내서가 되기를 기대합니다.

끝으로 이 글을 집필할 수 있도록 배움의 기회를 주신 한방과건강 서영주 사장님, 어려운 전통의학을 알기 쉽게 가르쳐주고 이끌어주신 전통의학비방 김석봉 선생님께 감사를 드립니다. 특히 공기 좋은 정선에서 21일간 단식과 호흡을 지도해주신 기립산방 김종수 선생님 내외분, 삿된 길로 빠지지 않도록 지적해주시고 편협된 관념의 세계에서 뛰쳐나올 수 있도록 말씀의 회초리를 마다하지 않았던 가야산 노곡 선생님, 고운동 최 선생님께도 깊은 감사를 드립니다. 마지막으로 찜질방에 대해 조언해주신 햄프리코리아 이병수 대표님께도 감사드립니다. 부끄러운 글이 한 권의 책으로 세상에 나올 수 있도록 도와주신 고려원북스 설응도 편집주간님과 직원 여러분께 감사드리며 독자 여러분과 가족 모두의 건강을 기원합니다.

이우영

차 례

머리글 ··· 4

하나,
잘못 알고 있는 찜질방 상식

찜질보다는 온천욕이 낫다 (X) ··· 15
찜질을 한다고 해서 체지방이 빠지는 것은 아니다 (X) ············ 17
찜질을 오래하면 몸에 해롭다 (△) ·· 20
체질에 따라 어떤사람은 뜨거운 곳에 들어가지 못한다 (X) ····· 23
얼음방에 오래 있으면 해롭다 (△) ·· 25

둘,
찜질방 이용 제대로 따라하기 `기초편`

간단한 샤워는 에티켓이다 ·· 30
찜질복은 한 치수 큰 사이즈로 ·· 32
양말을 착용하는 것이 효과적이다 ··· 34
앉을 때 허리라인을 무시하면 요통을 걱정해야 한다 ·············· 36
발목 힘으로 말고 무릎으로 걸어라 ··· 38
목침은 목의 어느부분에 놓아야 하나 ······································ 43

물, 마신다고 다 같은 물은 아니다 ································· 46
헬스방 제대로 활용하기 ··· 49
- 힘과 호흡의 밸런스를 맞춰라 ································· 49
- 유산소 운동시 호흡 요령 ·· 51
- 식후 30분 걷기 운동 ··· 53
편안한 대소변도 축복이다 ··· 56

셋,
건강을 위한 실전 찜질법 응용편

숨쉬는 시스템을 바꿔라 ··· 62
하루 1~2시간의 단전호흡으로 인생이 바뀌지는 않는다 ······· 65
많이 먹으면 숨쉴틈이 없다 ··· 69
몸은 마음 따라 마음은 숨길 따라 ································· 72
질병 치유에 효과적인 찜질방 이용법 ···························· 79
- 건강에 왕도는 없다 ··· 80
- 검증되지 않은 의술 ··· 82
- 문명의 변화가 의술의 변화를 요구한다 ······················ 83
- 병을 이기려면 스스로 공부해야 한다 ························ 84
- 찜질방에서의 응급처치 ··· 86
생각을 지배하고 스트레스를 없애는 방법 ······················ 89

넷,
내게 맞는 찜질방 선택이 건강의 첫걸음

찜질방은 목욕탕이 아니다 ·· 97
찜질방의 시설과 물품 ·· 99
불가마 찜질 ··· 103
참숯굴 찜질 ··· 105
대마 저온 찜질 ··· 107
광물 원적외선 찜질방 ·· 109
사우나 ·· 111
- 핀란드식 사우나 ··· 112
- 일본의 온천욕과 니시요법 ································ 114
- 우리나라 사우나 ··· 116

넓은 저온 찜질방 활용법 ·· 118

다섯,
찜질방 다이어트

한의학에서 보는 비만 ·· 126
배독과 해독의 관점에서 보는 비만 ·························· 131
다이어트에 가장 효과적인 찜질방 다이어트 ··············· 135
- 굶어도 빠지지 않는 것은 과잉 가스 때문이다 ······· 136

- 복식호흡은 단전호흡이 아니다 ……………………… 138
- 단식은 숨길을 여는 가장 빠른 방법 ………………… 140
- 걸으면 가스가 빠지고 살도 빠진다 ………………… 143
- 장애물을 활용한 다이어트 …………………………… 146

여섯,
다이어트 효과 실험과 생활 프로그램

실험 결과 ………………………………………………… 152
실험의 조건 ……………………………………………… 154
실험의 과제와 교훈 ……………………………………… 158
찜질방 다이어트의 실제 ………………………………… 160
직장인들의 찜질방 10일 다이어트 …………………… 161
전업주부를 위한 찜질방 20일 다이어트 ……………… 165

부록

생활습관 기록지 ………………………………………… 168
찜질방에서 마시면 좋은 차&음료 …………………… 170
전국의 이색 찜질방 ……………………………………… 177

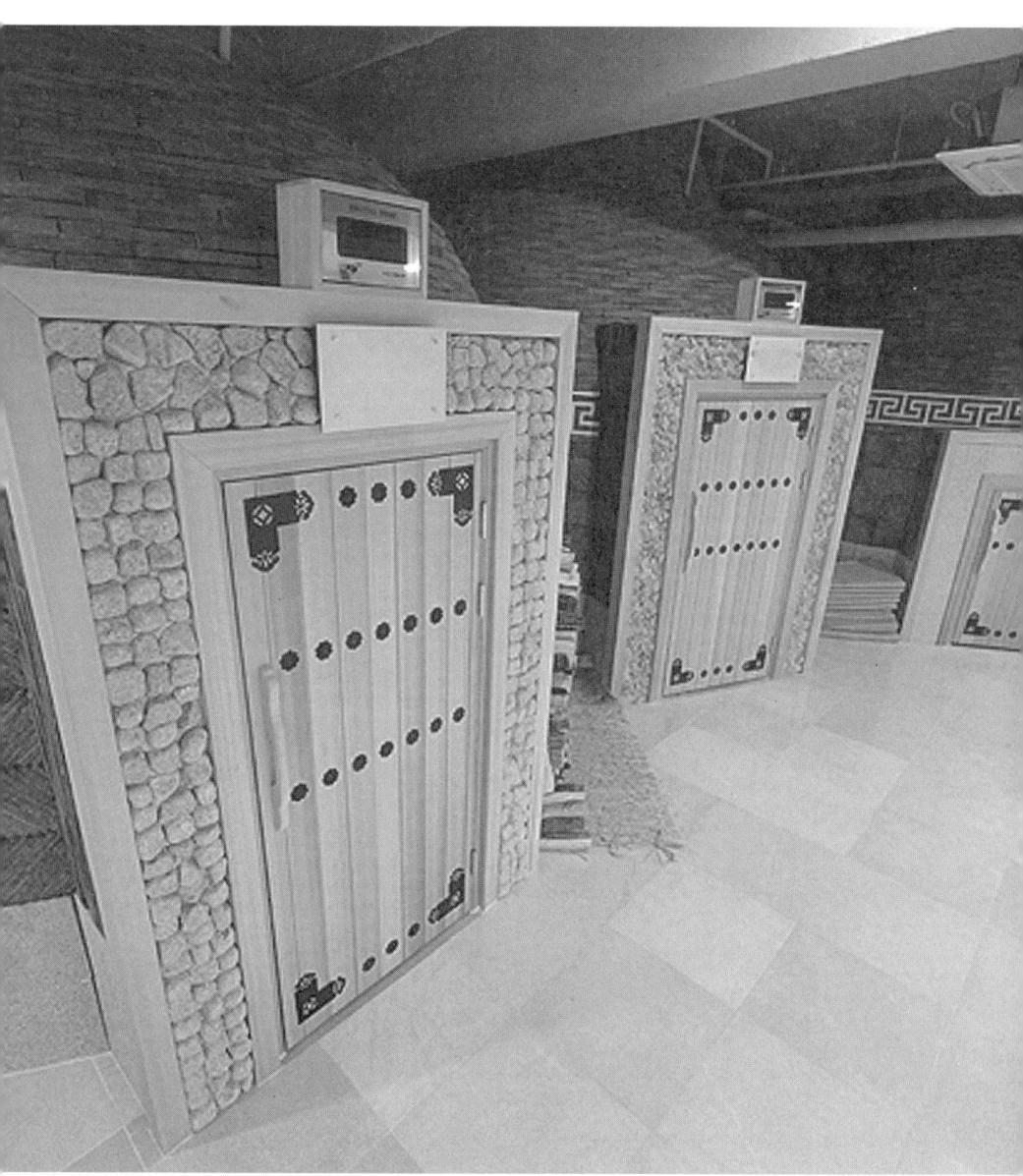

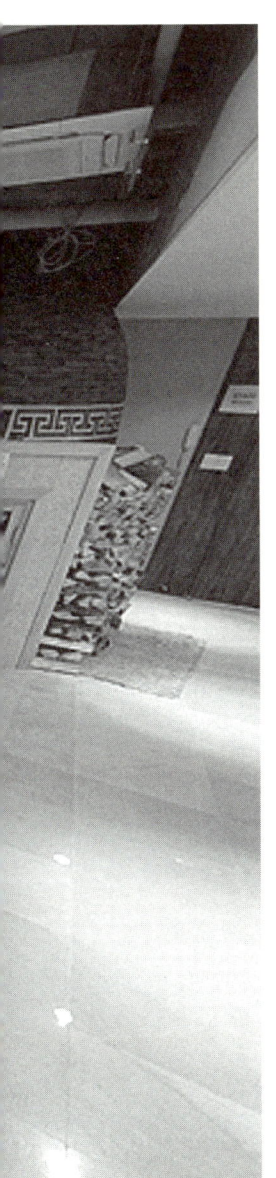

잘못 알고 있는 찜질방 상식

2010년 10월 23일 북한이 기습적으로 연평도에 포격을 가해 민간인 2명과 군인 2명이 사망한 일이 있었다. 포격 후 연평도를 빠져나온 주민들은 오갈 데 없는 피난민이었다. 당시 정부나 인천시, 옹진군청 어느 곳에서도 이들을 위한 임시 대피소를 마련해주지 않았다. 대신 '인스파월드'라는 인천의 한 찜질방 사장님께서 무료로 이들에게 투숙을 허용하면서 연평도를 빠져나온 주민 수백 명이 한꺼번에 이 찜질방으로 몰려들어 북새통을 이루었다.

일반 손님은 일체 받지 않았는데도 불구하고 500여

명을 넘어섰다고 하니, 앞으로 우리나라 재난구호에서 찜질방은 아주 중요한 역할을 하게 될 것으로 생각된다.

사실 긴급재난이 발생할 경우 학교나 교회 등에 단체로 임시 대피소를 만들어 각종 생필품을 지원하던 풍경은 수십 년간 우리에게 아주 익숙한 모습이다. 그러나 최근 찜질방이 보편화되면서 이같은 상식이 깨지고 있다. 이재민들 스스로 학교나 교회보다는 따뜻한 찜질방을 선호하게 되어 정부로서도 향후 이에 대한 대책을 세워야 할 상황이다.

이처럼 목욕탕에서 시작하여 사우나, 찜질방으로 발전해온 우리의 목욕문화가 재난구호와 문화교류, 지역사회 커뮤니티로 역할을 넓혀가고 있다는 사실은 대단히 놀라운 일이다. 따라서 그동안 우리가 알고 있었던 찜질방의 역할에 대해 새로운 시각에서 접근할 필요가 있다. 나아가 찜질방을 제대로 알면 지역적인 재난구호뿐 아니라 일상생활에서의 인성개발과 만성질환 치유에도 큰 도움을 받을 수 있으리라 기대한다.

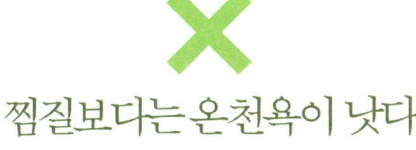
찜질보다는 온천욕이 낫다

일본에서는 온천문화가 발달하여 뜨거운 물에 몸을 담그는 것으로 체열을 유지하고 갖가지 상처를 치료하는 수단으로 개발되었다. 여기서 진보한 것이 훗날 자연의학 분야 중 '온열요법'이라는 이름으로 불리게 되었고, 우리나라에도 다양한 온열 의료기와 함께 저렴한 치료법으로 보급되어왔다. 그런 점에서 찜질을 대표적인 온열요법으로 생각하는 것은 결코 잘못된 지식이 아니다. 그러나 찜질을 온열요법으로만 생각하는 것은 분명히 잘못된 상식이라 할 수 있다.

다시 한 번 잘 생각해보면 '수압'과 '뜨거운 온도'라는 두 가지 요소가 결합된 온천욕에 비해, 우리나라에서 발달한 찜질방은 '공기압'이라는 압력과 '뜨거운 온도', '차가운 온도', '산소방' 등 그 형태가 다양하여 치유방법도 훨씬 확장된 방식이다. 수압을 활용하는 온천욕은 피부질환에는 큰 도움이 되겠지만, 장부 깊숙이 자리잡은 체지방을 빼거나 병의 근원을 해소하기에는 쉽지 않은 방법이다. 특히 공기 중의 에너지를 들이마시고 내뱉는 일반적인 사람들에게는 활용폭이 넓지 않다. 반면 찜질방은 공기 중의 에너지를 흡입하는 방식이므로 호흡만 잘한다면 뜨거운 기운을 체내 깊숙이 흡입하여 과잉 지방분을 연소시키거나 체내 신진대사를 활성화시키는 역할을 충분히 제공할 수 있다.

따라서 찜질보다 온천욕이 낫다는 생각은 잘못된 상식이다. 물론 온천욕에서도 수압과 물의 에너지를 적절히 흡수한다면 찜질에 못지 않은 효과를 가져다 줄 수 있다. 따라서 찜질이나 온천욕은 각자에 따라 그 효과가 상반되게 나타날 수 있다. 이같은 이유로 정부에서도 보양온천이라는 제도를 도입하여 기능성 온천을 발굴, 육성하여 산업화하는 정책을 추진하고 있는 것이다. 그렇다면 찜질에도 보양찜질이라는 제도를 도입할 수는 없을까? 찜질에도 온천보다 뛰어난 보양기능이 있다는 사실. 잊지 말자.

찜질을 한다고 해서
체지방이 빠지는 것은 아니다

보통 찜질이나 사우나를 해서 체중이 줄어들면 몸 안의 수분이 빠져나가서 그런 것이라고 생각한다. 그러나 실제 불가마 찜질방에서 땀을 흠뻑 뺀 뒤에 체중을 측정해보면 많아야 500g을 넘어서기 힘들다. 오히려 소변을 본 후에 측정해보면 800g 정도의 체중이 줄어든 것을 확인할 수 있다. 하지만 이런 방식으로 체중이 줄어든 것은 식사를 하거나 음료를 마시면 다시 이전 체중으로 회복하게 된다. 따라서 약 10시간 정도 찜질하는 것과 수분섭취량을 표본으로 설정하여 '마시는 물의 양과 체중 감량'을 비교하면 실제 수분이 빠짐으로써 체중이 줄어드는 효과는 거의 기대하기 힘들다. 그럼에도 불구하고 찜질방에서 하룻밤을 지새우고 다음 날 사우나를 한 다음 체중계에 올라가면 체중이 줄어 있다. 이유가 무엇일까?

엄밀히 말해 이는 뜨거운 공기가 체내에 흡입되어 체지방을 연소한 결과다. 찜질방에서 1~2시간만에 체중이 줄어드는 것은 수분이 빠진 탓일 수 있겠지만, 저녁식사를 하고 식혜나 팥빙수, 음료를 충분히 마신 뒤에도 체중이 줄어 있는 것은 수분과 상관없이 체지방 연소 때문이다. 예를 들어 만약 1호흡당 5초의 시간이 걸리는 사람과 1호흡당 10초의 시간이 걸리는 사람이 동일한 시간만큼 찜질을 한다면 누구의 몸에서 더 많은 체지방이 빠질 것으로 생각되는가? 정답은 1호흡을 10초간 하는 사람이다. 이유는 뜨거운 열기가 체내에 오랜 시간 머물면서 지방을 연소시키기 때문이다.

실제로 1호흡당 8초가 걸리는 사람이 찜질을 열심히 한 결과 3일 만에 4kg의 체중 감량에 성공한 반면, 1호흡당 11초가 걸리는 사람은 찜질에 열성을 다하지 않아 거의 체중이 감량되지 않았다. 그러나 놀랍게도 체지방량은 정반대로 나타났다. 1호흡에 11초가 걸리는 사람은 같은 기간 1.8kg의 체지방이 감량한 반면, 1호흡에 8초가 걸리는 사람은 같은 기간 체지방 감량이 거의 나타나지 않았다.

이것은 무엇을 의미하는가? 무모하리만큼 땀을 빼는 사람도 분명 체중 감량에 성공할 것이다. 그러나 체지방 감량을 동반하지 않으면 빠진 살은 다시 찌게 되어 있다. 그리고 그 과정에서 몸은 심각한 손상을 입게 된다. 이를 '요요현상'이라고 말하는데, 체중이 준다고 해서 식욕이 줄어들지는 않는다. 그러나 바람직한 방법으로 찜질을 하면 체지방이 줄어들게 되면서 식욕도 덩달아 줄어들게 된다. 다시 한 번 강조하거니와 체지방이 줄면 식욕도 줄어든다! 찜질 후에 갑자기 식욕이 당기지 않는다면 먹지 말아야 한다. 그럼에도 불구하고 늘 해오던 습관처럼 억지로 정량을 먹고 세끼를 챙겨 먹는 분들이 있는데, 이는 고정관념일 뿐이다. 식욕저하는 체지방 감량에 따른 지극히 자연스러운 결과이므로 식욕이 당길 때까지는 이전의 습관을 고집할 필요가 없다.

찜질을 오래하면 몸에 해롭다

찜질을 오래하면 피부 모공이 계속 열려 있는 상태가 지속되어 이로 인한 각종 미세균이 피부염증을 유발할 수도 있다. 특히 과다한 수분배출로 우리 몸이 적절하게 품고 있어야 할 적정 수분이 부족해서 몸 안에서 다양한 균의 변화가 있을 수도 있다. 또한 탈진하거나 현기증을 느끼는 경우, 빈혈 등도 주의해야 한다. 그러나 이 같은 부작용을 우려하여 찜질방을 피하는 것보다는 제대로 활용하는 것이 훨씬 유익하다. 우선 '오래한다'는 것이 얼마간 어느 정도를 의미하는지 불분명하다. 땀을 과다하게 배출하는 수준이라면 음료나 식혜 등을 보충하면 된다. 장시간 뜨거운 환경에 노출되는 것이 위험하다면 얼음방을 이용하면 된다. TV를 보거나 영화를 보면서 쉴 수도 있다.

따라서 24시간 정도의 찜질은 장시간 찜질이라고 표현하기 어렵다. 필자가 생각하기에는 장시간 찜질로 인해 몸이 망가지는 것이 아니라, 찜질방의 실내 공기에 장시간 노출되어 문제가 생길 수 있다. 이것은 찜질의 문제가 아니라 공중접객업소의 실내공기오염을 지도 감독하는 지자체나 정부의 제도적 방치가 문제의 핵심이라고 해야 옳다. 찜질방 실내환경에 대한 관리 감독이 PC방 수준보다 못하다는 평가를 감독기관에서는 유의해서 들어야 한다.

다시 한 번 강조하거니와 찜질방의 온도나 수분배출, 찜질공간 등은 크게 우려할 문제가 아니다. 그러나 찜질방 내부의 미세균이나 실내환기 문제는 이와 별개의 문제다. 정부에서도 공중집객업소의 실내환경에 대한 규제를 하고는 있으나, 일반인들이 어느 찜질방이 안전한지를 판단할 만큼의 충분한 정보는 제공하지 못하고 있다. 앞으로 지자체 위생과에서는 각 찜질방들의 실내오염도를 평가하여 의무적으로 공지하도록 제도적 방안을 연구할 필요가 있다.

필자도 찜질방을 제대로 활용하도록 하기 위해 이 글을 쓰고 있지만, 찜질방의 안전 문제에 대해서는 쉽게 확신하기 어렵다. 특히 참숯 불가마라는 이름으로 실제로 참나무나 떡갈나무로 불을 지피는 찜질방에 대해서는 개인적으로 정부의 다각적인 안전점검과 강력한 규제가 필요하다고 생각한다. 업계나 학계에서는 참숯에서 발암성 물질이 배출되지 않는 온도를 약 1,300℃로 보고 있다. 그러나 도심에 위치한 찜질방에서 이 정도 온도에서 장작을 태운다는 것은 거의 불가능하다. 결국 제대로 타지도 못한 장작에서 발생한 각종 발암물질이 찜질방 내부를 뒤덮고 있는지 여부를 이용자로서는 알 길이 없다. 만약 입으로 호흡을 하는 이용자가 이같은 환경에서 찜질을 한다면, 공기 중의 중금속이 여과없이 체내로 흘러 들어가 신체 내부에 잔류하며 건강을 위협할 것이 자명하기 때문이다.

특히 찜질방 업주들에 대한 심의, 교육을 제도화하여 포름알데히드를 비롯한 유해 화합물이 발생하지 않도록 강력히 지도할 필요가 있다. 소수에 불과하겠지만, 인테리어를 막 끝내 아직 유독가스가 남아 있는 찜질방을 급하게 개업하는 경우가 있다. 일반 아파트도 초기 입주시에는 새집증후군으로 고통을 받는데, 밀폐된 공간에서 작업을 마친 찜질방은 더욱 위험에 노출되어 있다. 따라서 찜질방 인허가를 할 경우에는 일반 건물보다 훨씬 엄격한 기준을 적용하도록 해야 한다. 이같은 사전, 사후관리를 거친 찜질방에 한해 지금이라도 정부는 찜질방을 단순한 공중집객업소 중의 하나(One of the them)로 보는 시각에서 벗어나 건강을 좌우하는 위생업소라는 시각에서 관련 제도를 재정비하고 정보공개를 철저히 해야 한다. 차제에 찜질방이 재난구호와 지역커뮤니티 형성이라는 새로운 기능을 담당할 수 있도록 정책적, 제도적 지원을 모색하는 것도 권하고 싶다.

체질에 따라 어떤 사람은
뜨거운 곳에 들어가지 못한다

아마도 우리나라 국민의 절반은 이런 생각을 가지고 있을 것이다. '난 뜨거운 데 가면 오래 못 있어'라고 이야기하는 이들을 자주 듣게 되기 때문이다. 여기에 더해서 한의학계는 이를 체질적 문제로 분류하여 여러 잡다한 변명을 나열해준다. 가장 쉬운 논리가 '사상체질론'이 아닐까 싶다. 한의학이 중의학과 차별화되는 중요한 진단적 근거가 바로 '사상체질론'이고, 한의과대학이 제도적으로 보장된 이후 가장 큰 업적으로 연구되는 것도 바로 이 이론이다.

그 후 대부분의 국민들이 무슨 문제만 있으면 '체질' 탓으로 돌린다. 마치 서양의학계가 병의 원인을 알기 어려우면 '생활습관병'이나 '신경성 질환'이라고 갖다 붙이는 것과 다를 바 없다. 체질의

학이나 생활습관병이나 공통적으로 병의 원인과 결과를 모호하게 만들고 병의 원인을 개인 탓으로 돌리는 고약한 이론이라는 점에서 대동소이하다.

불가마 찜질을 못하는 것은 체질 탓이 아니다. 심장이 약한 탓이 있을 수도 있겠지만 '체질적 문제'라는 이유로 단념하기에는 너무 안타까운 일이다. 뜨거운 곳에 들어가지 못하는 사람은 숨(호흡)이 짧기 때문이다. 숨이 짧은 사람은 성격도 급하다. 호흡을 길게 하는 노력을 하면 불가마 찜질은 더 이상 체질의 문제가 되지 않는다. 체질이 문제라면 단시간에 개선되지 않아야 한다. 그러나 호흡은 30분만 연습해도 고온 사우나를 하는 데 큰 지장이 없다. 따라서 이것을 체질 문제로 돌리는 것은 억지논리에 지나지 않는다.

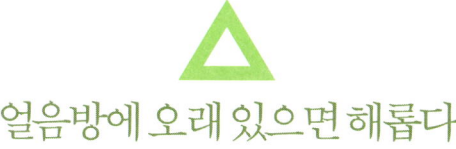
얼음방에 오래 있으면 해롭다

일본의 온열요법과 국내의 여러 명의들이 한결같이 주장하는 것이 '차가운 곳에 가지 말라'는 것이다. 물론 몸을 따뜻하게 하는 것이 장수의 비결임은 의심의 여지가 없다. 그러나 경우에 따라서는 차가운 곳에서의 트레이닝이 오장육부를 튼튼하게 만드는 탁월한 효과를 내기도 한다. 다만 얼음방에서 15분 정도*로 체온을 유지할 수 있는 훈련이 되어 있어야 한다. 일반인들이 땀을 식히기 위해 얼음방에 들어가는 것과 얼음방에서 면역력을 높이는 트레이닝을 하는 것은 다르다.

불가마에서 땀을 충분히 뺀 다음 얼음방에 누워 의념(意念)으로 심장이 뛰는 속도를 조절하거나 평소 불편한 신체 부위에 집중하는 훈련을 하면, 차가운 곳에서도 큰 질병 치유 효과를 볼 수 있다. 따라서 차가운 공간에 지나치게 노출되지 않는 범위에서 적절하고 체계적인 얼음방 훈련은 건강을 지키는 지름길이라 할 수 있다.

『황극경세서』에 이르기를 '인간은 1분에 18번을 호흡하고, 72번의 맥박이 뛴다'라고 기록되어 있다. 그렇다면 15분간 270회의 호흡을 하고, 1,080번 맥박이 뛴다고 할 수 있다. 그러나 복식호흡을 할 경우 사람에 따라 다르지만 일반적으로 100번 이상 호흡을 하지는 않는다. 물론 맥박이 뛰는 횟수는 호흡을 통해 길게 할 수도 있고 짧게 할 수도 있다. 따라서 『황극경세서』의 맥박 주장은 72절기에 숫자를 맞추려는 과장된 표현이 아닌가 생각된다.

얼음방 활용 요령

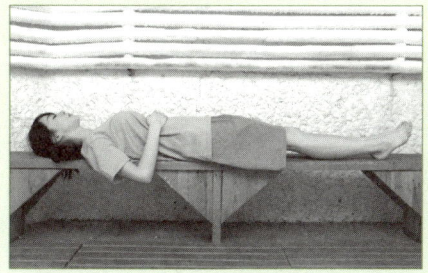 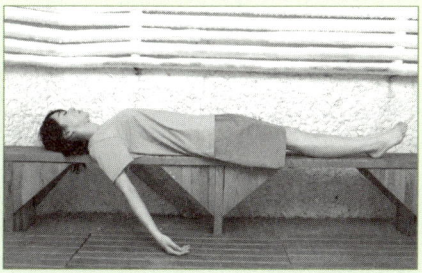

1 땀을 뺀 다음 얼음방에 누워 호흡에 집중하면서 심장의 움직임을 느낀다. 호흡을 길게 하면 심장박동이 점차 안정된다.

2 얼음방에서 몸을 완전히 이완시킨다.

3 땀이 식을 무렵, 팔이나 다리를 들고 불균형 자세를 취하면 땀이 식는 속도가 느려지면서 외부의 냉기가 완화되는 것을 느낄 수 있다.

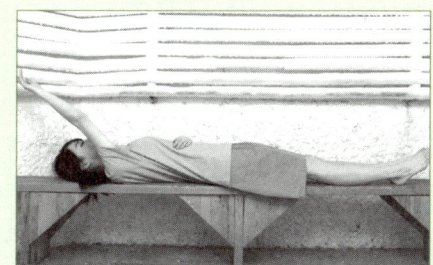

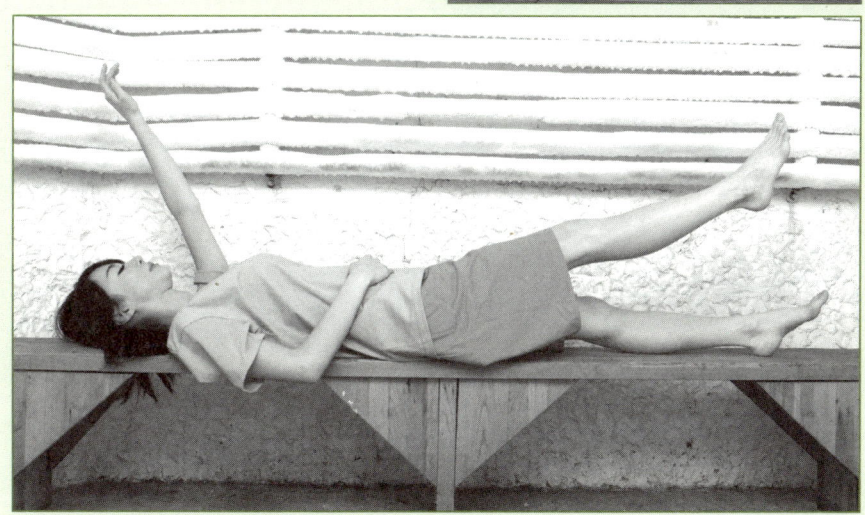

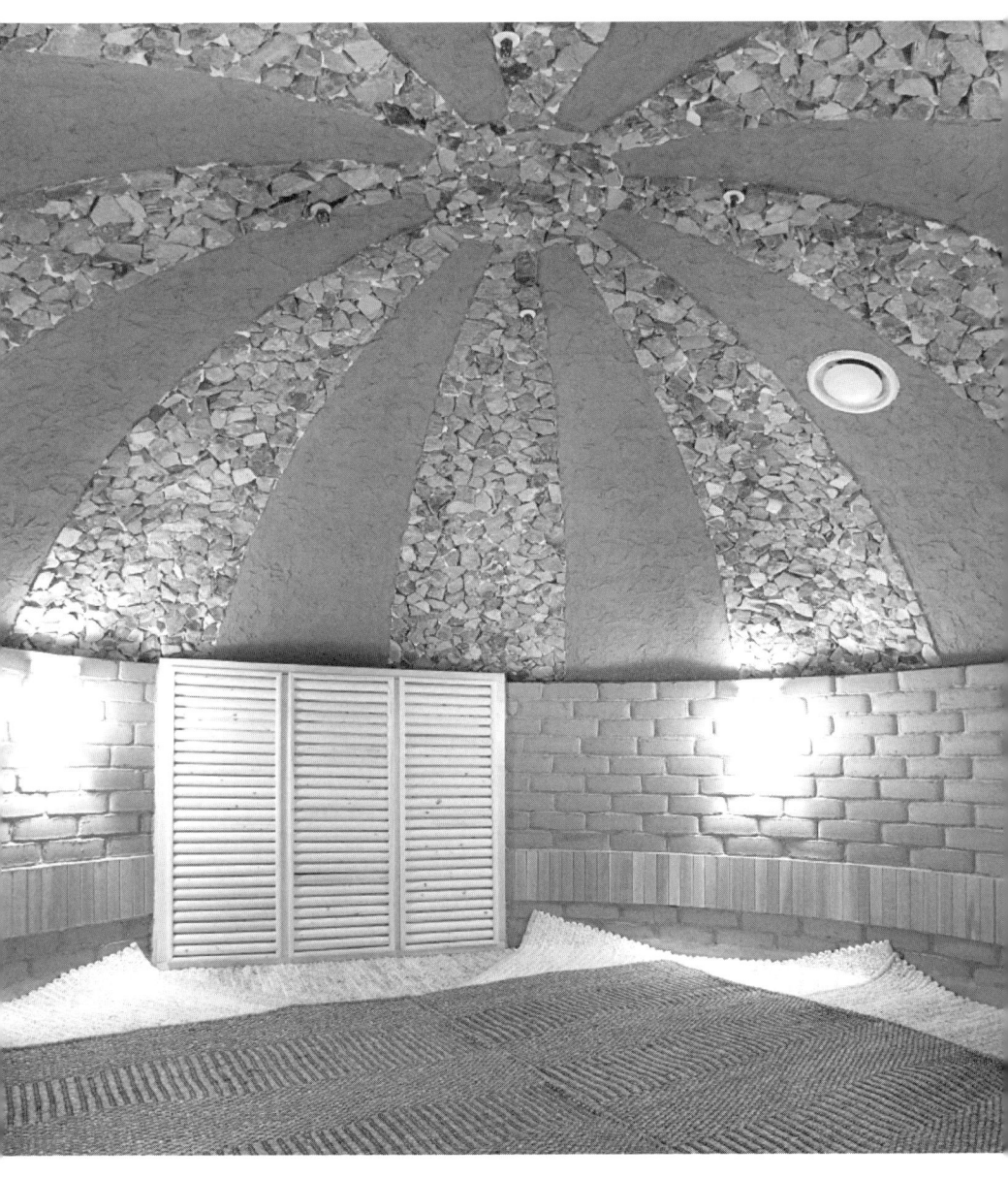

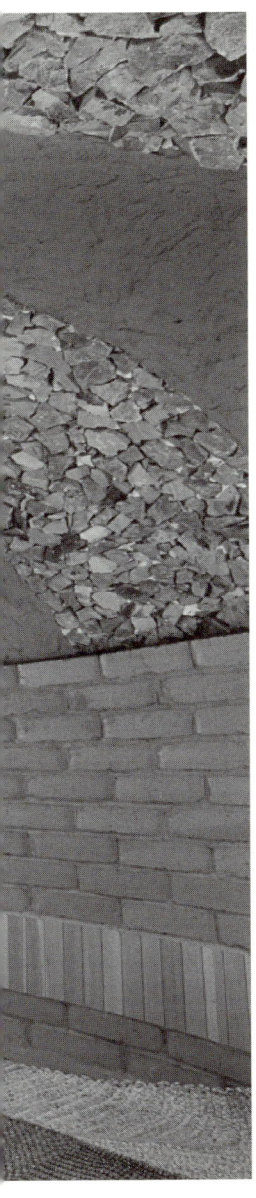

찜질방 이용 제대로 따라하기

기초편

찜질방을 이용하는 방법에 대한 정형화된 교과서는 없다. 누구나 자신이 하고픈 대로 하면 된다. 그러나 건강을 목적으로 공중이 모이는 장소에서 서로 불쾌감을 주지 않으면서 찜질을 즐기는 방법은 모두의 행복을 위한 수준에서 최소한으로 정형화시킬 필요가 있다.

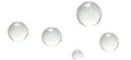
간단한 샤워는 에티켓이다

먼저 찜질 문화가 목욕탕 문화에서 발전해왔다는 역사적 관점에서 보면, 찜질의 첫 순서는 목욕에 있다. 찜질방을 제대로 활용하기 위해서는 샤워를 한 다음 몸의 근육을 이완시킬 필요가 있다. 다시 말해 본 찜질에 들어가기 전, 예비 찜질로 사우나에서 모공을 열어 피부의 독소를 기본적으로 1차 제거한 다음, 찜질방으로 들어가는 것이다. 샤워 후에 탕 속에 바로 들어가는 것보다는 소금 사우나, 게르마늄 사우나 등 미네랄 사우나실에서 5분 정도 사우나를 하면, 근육을 편안하게 풀어주어 모공이 확장되면서 피부독소가 빠져나오게 된다. 그런 다음 탕 속에 들어가 따뜻한 수압으로 몸의 근육을 다시 이완시키는 것이 좋다.

이렇게 하면 마치 지압의 효과처럼 수압이 몸의 구석구석을 눌러주는 상쾌함을 느낄 것이다. 물론 이 과정에서 개인에 따라 반신욕을 해도 좋고, 냉온욕을 해도 좋다. 다만 물이 목까지 잠기도록 깊이 탕 속에 들어가는 것은 가급적 피해야 한다. 숨을 쉬기도 힘들 뿐 아니라 뜨거운 열기가 경추를 따라 머리로 올라가는 것은 몸에 이롭지 않기 때문이다.* 복식호흡이라는 기준에서 보자면 명치끝 정도까지 물에 잠기도록 하는 것이 호흡훈련을 하는 데는 효과적이다.

이것을 두한족열법이라고 한다. 이 원칙은 '평소 건강관리를 위해 머리는 차갑게 하고 발은 따뜻하게 하라'는 뜻이다. 차가운 기운은 내려가는 성질이 있고 따뜻한 기운은 올라가는 성질이 있으므로 이로 인해 체열이 상호 원활하게 교류할 수 있기 때문이다.

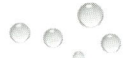
찜질복은 한 치수 큰 사이즈로

찜질방에 가서 자신의 전용 찜질복을 사용한 경우는 거의 없을 것이다. 대부분 찜질방 측에서 제공하는 찜질복만 착용하도록 의무화하고 있기 때문이다. 만약 개인적으로 다양한 개인 찜질복을 착용한다면 공중위생을 제대로 관리하기 어렵다. 그러나 업소측에서 내놓는 찜질복을 그냥 입자니 누구나 찜찜한 기분을 피할 수는 없을 것이다. 다소 민감하거나 예민한 분은 개인 속옷을 입는 것으로 대응할 수밖에 없다.

그래서인지 대부분의 찜질방 이용객들은 찜질복 사이즈가 자신에게 맞는지에만 관심을 가지는데, 그보다는 착용시 편안한 기분인지를 기준으로 찜질복을 골라야 한다. 복식호흡은 배로 숨을 쉬는 것이다. 따라서 지나치게 허리를 조이는 찜질복은 호흡을 부자연스럽게 만들어 오히려 훈련에 방해가 될 수 있다. 숨을 편하게 쉴 수 없는데 기분이 좋을 리가 없다. 따라서 평소 다니는 찜질방에서 자신의 사이즈보다 한 단계 큰 사이즈를 선택하면 선택에 어려움은 없을 것이다.

또 하나, 찜질복은 큰데 허리라인의 고무줄이 팽팽하거나 가느다란 것은 피하는 것이 좋다. 복부를 조이는 옷은 찜질방에서 호흡하는 내내 신경을 거슬리게 만든다.* 입고 난 뒤에라도 찜질복이 내게 맞지 않을 경우에는 교환해달라고 할 수밖에 없다.

찜질방에서 복식호흡을 할 경우 코로 들어 온 호흡은 일부가 입천장에 있는 조그만 구멍을 통해 구강으로 들어가고, 일부는 기관으로 들어간다. 구강으로 들어간 소량의 공기는 구강 건조증을 유발하여 호흡을 힘들게 할 뿐만 아니라 계속해서 신경을 거슬려 집중력을 잃게 만든다. 찜질방 호흡시 가장 중요한 것 중의 하나가 숨을 들이마실 때에는 혀끝을 말아 올려서 입천장에 있는 구멍을 막았다가 숨을 내쉴 때 혀를 떼어주는 것이다. 이 구멍을 막으면 뜨거움을 잘 느끼지 못하게 되는데, 고도의 집중이 일어나는 시기이다. 이런 중요한 때에 허리라인의 고무줄이 신경을 거슬린다면 어떤 기분이겠는가? 자주 일어나는 일이기 때문에 적어둔다.

양말을 착용하는 것이 효과적이다

찜질방에서 양말을 신어야 할까, 벗어야 할까? 아무것도 아닌 문제인 것 같으면서도 꽤 고민되는 문제다. 발이 예쁘지 않은 여성분들이라면 더더욱 고민될 문제인데, 대마로 만든 양말이나 기능성 양말을 착용하는 것도 권할 만하다. 특히 대마로 만든 양말을 착용하고 수면을 취하면 허열(虛熱)로 인한 피로★를 회복하는 데 효과적이라고 알려져 있다. 대마로 만든 양말은 대마 섬유 자체가 숯처럼 무수히 많은 기공을 가지고 있어서 항균, 항곰팡이 기능이 뛰어나다.

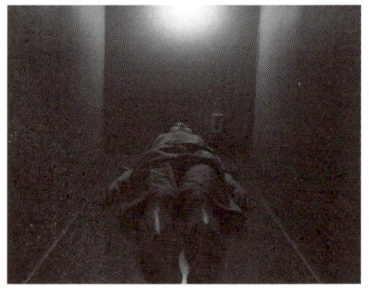

| 수면실에서 원적외선을 쬐는 모습

특히 통기성(通氣性)이 높아 온·습도를 스스로 조절할 뿐만 아니라, 세균이나 곰팡이의 번식을 근원적으로 차단하여 위생적인 환경이 보장된다. 다이어트를 목적으로 자주 찜질방을 이용하고자 하는 독자라면 기능성 찜질 양말을 선택하여 수면 중 피로회복 속도를 높이는 것도 도움이 될 것이다.

동양의학에서 가장 헷갈리는 말 중의 하나가 '실증'이니 '허증'이니 하는 말이다. 그 중 '허열'은 어떻게 해석하느냐에 따라 처방이 달라지기 때문에 대단히 중요한 문제이다. 우리 몸은 평균 36.5℃라고 하는 열을 가지고 있다. 이 열은 세포가 가진 열로서 생명을 유지하는 근본이 된다. 만약 세포가 죽을 경우 이 열은 밖으로 나오거나 다른 세포가 가져가게 될 것이다. 이처럼 세포가 활성화되어 내포한 열이 아니라 세포가 죽으면서 내는 열을 허열이라고 한다. 따라서 허열이 생기면 피로감을 느끼게 되고, 방치하면 경화되거나 염증이 발생할 수도 있다. 물론 장기적으로 방치하면 암으로 발전할 수 있다. 대마를 비롯한 식물에는 다양한 형태의 세포활성화 물질이 있다. 찜질방에서 기능성 양말을 신거나 기능성 속옷을 입으면 그 물질이 가진 치유적 성질을 활용하여 내 몸속의 자가면역력을 높일 수 있다.

앉을 때 허리라인을 무시하면 요통을 걱정해야 한다

찜질방에서 앉아 있는 경우는 식사를 하거나, TV를 시청할 때, 또는 땀을 뺄 때 정도이다. 누워 있을 수 있기 때문에 가급적 앉을 일이 별로 없다. 그러나 불가마 찜질방에서는 앉아 있어야 한다. 물론 고온에서도 누워 있으면 숨을 쉬기가 한결 편하지만 시간이 지나면 오히려 불편할 뿐 아니라 누운 자세로 인해 호흡하기가 더 어렵다. 이런 곳에서는 반가좌부나 결가부좌 자세로 앉는 것이 좋다. 반가부좌는 한쪽 발등을 다른 쪽 장딴지에 올려놓는 자세이며, 결가부좌는 양쪽 발등을 다른 쪽 장딴지에 올려서 다리가 서로 꼬이도록 앉는 것을 말한다. 다리를 벌리고 편하게 앉을 수도 있겠지만, 그 또한 2~3분 정도 시간이 지나면 더 불편하게 느껴진다. 특히 불가마에서는 무릎을 꿇는 것은 가급적 피하는 것이 좋다.

자, 이제 앉았으면 그 상태에서 호흡을 아랫배 깊이 내려 보낸다. 이때 무리하게 힘을 주어 꼬리뼈까지 지나치게 경직되지 않도록 주의한다. 숨을 내쉬면서 아랫배가 최대한 들어가도록 한다. 단, 척추를 똑바로 하는 것이 중요하며 시선은 30도 정도 내려다보는 듯이 한다. 예를 들면 시선은 콧등을 보면서 반쯤 눈을 감은 상태, 또는 아예 눈을 감고 눈썹 사이에 시선을 집중하는 방법이 있다. 처음 하는 분들은 배가 들어가고 나오는 것에 집중하되, 어느 정도 익숙해지면 숨을 쉬고 내뱉는 것에 집중한다. 숨을 내쉬고 뱉는 것이 익숙해지면 어느 한곳에 집중하는 연습을 하는 것이 더욱 좋다. 그렇게 하면 뜨거운 열기에 대한 감각이 완화되면서 더 긴 시간을 즐겁게 보낼 수 있다.

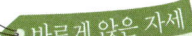
바르게 앉은 자세

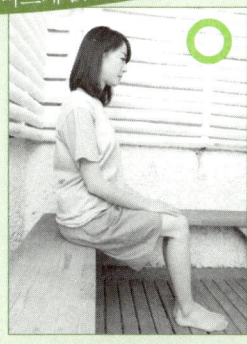
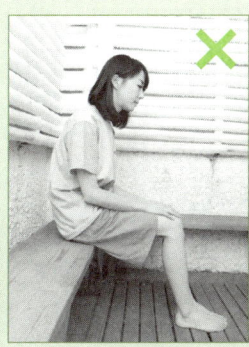
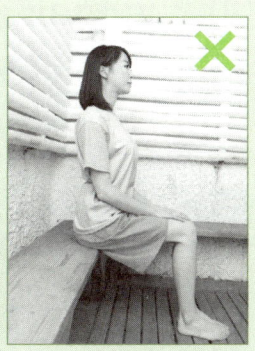

의자에 앉을 때, 등을 구부리면 호흡이 아랫배에 이르지 못한다. 너무 허리를 들여넣는 자세는 요추에 부담을 줘서 여러 근골격계 통증을 유발할 수 있다.

발목 힘으로 말고 무릎으로 걸어라

찜질방에서 자리를 이동하는 경우 외에는 걸을 일이 거의 없다. 그러나 황토방처럼 약 60~70℃의 찜질방에서는 걷는 것이 건강에 좋다. 물론 다른 사람에게 지장을 주지 않을 만큼의 공간이 필요한 것은 두말할 나위도 없다. 공간이 넓은 찜질방에는 황토방처럼 평지도 있지만, 소금방처럼 바닥면이 고르지 못하여 걷기에 힘든 곳도 있다. 건강 찜질을 위해서는 바닥이 고른 곳보다는 일부러 울퉁불퉁한 곳을 선택하여 걷는 것도 필요하다. 집 근처 공원에 가면 '지압로'라고 하여 건강을 위해 인공적으로 자갈을 깔아둔 길이 있는데, 이와 같은 원리로 생각하면 된다.

발은 인체의 축소판이라고 한다. 발 마사지를 통해 신진대사를 촉진시키고 세포를 활성화하는 기술은 오래전부터 내려오는 전통 의료법이다. 발 마사지가 다른 사람의 도움을 받는 방법이라면 찜질방에서 고르지 못한 바닥을 걷는 것은 나의 체중으로 내게 적당한 지압을 자연스럽게 하는 효과적인 발지압이라 할 수 있다. 하지만 아무리 몸에 좋다고 하더라도 온 체중을 다 실어서 발바닥이 뭉개질 정도로 걷는 것은 오히려 건강에 좋지 못하다. 무릎을 살짝 구부리는 듯이 하여 발바닥보다는 무릎의 힘으로 걷는 연습을 하라. 이렇게 걸으면 근육피로물질이 적게 쌓여서 운동이 끝난 후에도 한결 편안할 것이다.

찜질방과 같은 공중집객장소에서는 타인에 대한 배려가 필요하다. 지나친 애정행각이나 코고는 소리, 시끄럽게 떠들거나 아이들처럼 뛰어다니는 경우, 과음을 한 상태에서 찜질을 하는 경우는 반드시 피해야 하는 것과 마찬가지로 많은 이들이 앉아서 찜질을 즐기는 곳에서 나만 걷는 것은 타인의 휴식을 방해하는 행위다.

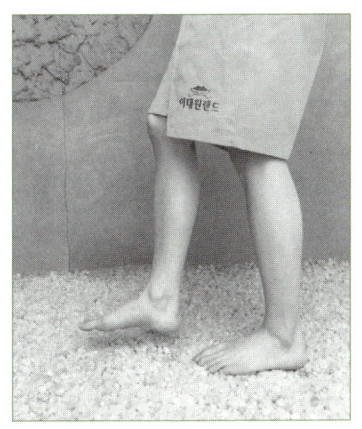

저온 찜질방에서 걷기 훈련을 할 때에도 무릎을 조금 구부려준다. 걷기 훈련은 체내가스를 가장 빠르게 방출할 수 있는 방법이다.

하지만 타인의 휴식을 방해하지 않는 범위에서 걷는 것은 자신의 건강을 위해 대단히 좋은 효과를 가져온다.

걸으면서 하는 호흡을 '행식(行息)'이라고 하는데, 행식을 할 경우 경우 명치끝에 더부룩하게 쌓여 있던 가스들이 트림이라는 형태로 뿜어져 나온다. 약 10여 분간 걸으면서 호흡을 하다 보면 체내에 누적된 가스가 거의 해소되어 호흡이 한결 편안해지고, 위장이나 간이 안 좋았던 사람들은 속이 평온해지는 것을 느낄 수 있을

● 계단 오르내리기

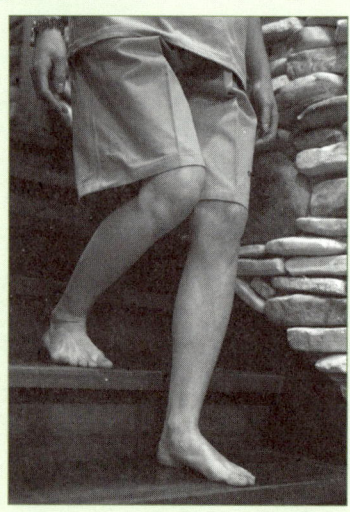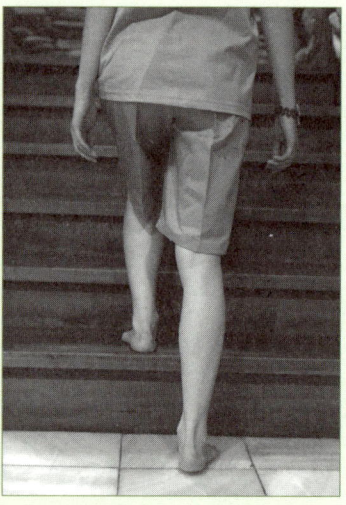

계단을 오르내릴 때에도 무릎을 조금 구부려주고 발바닥은 평지를 걷듯이 하면 관절의 힘이 완화되어 통증이 감소된다.

것이다. 걸을 때는 발의 앞꿈치와 뒤꿈치를 나란히 하여 '11'자 모양으로 해서 걷는데, 남자는 앞꿈치가 조금 벌어져도 무방하지만 여성들은 가급적 '11'자를 유지해주는 것이 좋다. 만약 걸을 때 오른발이나 왼발이 계속 벌어지면 이는 자신의 몸 내부에 있는 간담이나 위장이 좋지 않다는 신호라고 해석해도 무방하다.

그리고 기왕이면 앞꿈치와 뒤꿈치가 동시에 바닥에서 떨어지거나 닿도록 하는 것이 좋다. 만약 앞꿈치가 먼저 떨어지면 브레이크가 걸리는 것처럼 몸이 앞으로 나가지 않는다. 뒤꿈치가 먼저 떨어지면 액셀러레이트를 밟은 것처럼 속도가 붙어서 다리에 무리를 주게 되어 각종 관절염의 원인이 되기 십상이다. 만약 연로(年老)하여 걷는 것이 어려운 분들은 무릎을 살짝 구부려주면 걷기에 한결 수월할 것이다. 다양한 걷기법이 있으나, 찜질방의 경우에는 주로 평지이기 때문에 이 정도만으로도 충분히 효과적인 운동으로 손색이 없을 것이다.

경사로를 걷는 것*은 우리 몸의 신경세포, 특히 간신경세포에 효과적인 영향을 줄 수 있을 것이다. 필자는 아직 경사로가 갖추어진 찜질방을 보지 못했지만, 기능성 소금이나 멍석을 깔아둔 찜질방은 많으므로 그런 곳에서 걷기 훈련을 하는 것도 좋다. 발바닥에 불규칙한 장애물이 발신경을 자극하여 전체 신진대사에 좋은 효과를 가져오게 된다.

> 경사로를 걷는 가장 대표적인 운동으로 등산을 꼽을 수 있다. 등산을 한 다음 날 어떤 이는 온몸이 쑤신다면서 일어나지도 못하는가 하면, 어떤 이는 한결 가뿐하게 하루를 시작한다. 이것은 어디에서 오는 차이일까? 혹자는 평소 등산을 자주 하는 사람과 그렇지 않은 사람의 차이라고 한다. 물론 반은 맞는 말이다. 그러나 실제로는 등산을 통해 기운을 얻어오는 사람과 기운을 쓰고 오는 사람의 차이다. 기운을 얻는 이는 복식호흡을 하면서 걷는다. 기운을 쓰는 이는 한시도 입을 다물지 못하고 재잘거리면서 흉식호흡으로 걷는 사람이다.
>
> 산에 오르면, 오르막에서는 호흡이 충맥을 따라 위에서 아랫배로 가고, 평탄한 길에서는 명문혈에서 대맥을 따라 아랫배를 순환한다. 그러나 내리막 길에서는 마치 밑에서 호흡이 올라오듯이 이르게 되는데 그래서 내리막에서는 들숨이 짧고 상대적으로 날숨이 긴 반면, 오르막에서는 그 반대 현상이 일어난다. 계단을 오를 때에는 평길을 가듯이 명문혈에서 대맥을 따라 숨길이 흐르도록 열어줘야 편안하다. 발의 모양이 평길과 동일하기 때문이다. 다만 이 경우 발 전체가 계단에 고루 접촉되도록 해야한다. 발 뒤끝이 계단 모서리에 닿아서는 피로감이 누적되기 때문이다.

목침은 목의 어느부분에 놓아야 하나

찜질방에서는 눕는 경우가 많다. 누워서 편안하게 휴식을 취하기도 하고, 책을 읽기도 하는데, 가능한 반듯하게 배가 위를 향하도록 눕는 것이 좋다. 이때 발끝은 가지런히 모으고—남자의 경우 조금 벌어져도 무방하다—호흡을 아랫배 깊이까지 내려 보낸다. 처음 호흡운동을 하는 분들은 아랫배에 더 이상 호흡이 들어가지 않을 때까지 들이마신 다음 서서히 숨을 내쉰다. 그러나 어느 정도 숙달이 되면 너무 끝까지 호흡을 들이마셨다가 내뱉기보다는 자연스럽게 느껴질 정도로 호흡을 하는 것이 좋다.

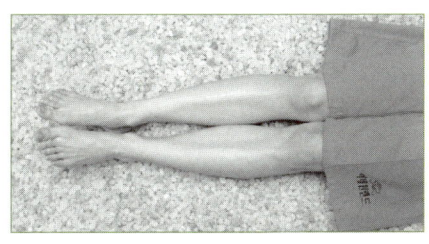

| 누웠을 때의 다리 모양

물론 다리를 가지런히 하기 어려우면 그냥 벌려서 해도 무방하다. 다만 그럴 경우 더 오랜 시간이 지나야 아랫배가 따뜻해지는 것을 느낄 수 있다. 경우에 따라 어떤 분들은 무릎을 구부리고 누우면 더 편하다는 분들이 있는데, 이런 분들은 무리하게 호흡하는 것보다는 무릎을 구부리고 호흡하는 것이 낫다.

얼음방에서 누워 있는 경우에는 한쪽 다리나 팔을 들어주면 의식이 그곳에 집중되어 체온이 급격히 내려가는 것을 막아준다. 특히 불가마에서 땀을 흠뻑 빼고 나온 다음에는 심장이 쿵닥거리는 소리를 들으면서 들숨과 날숨의 속도를 조절해보자. 심장근육이 뜻대로 움직일 수 있음을 관찰하게 될 것이다. 빠르게, 그리고 천천히…… 이때에도 호흡은 아랫배로 가야 한다.

만약 눕기가 어렵거나 누워서 아랫배로 호흡하는 것이 어려운 분들은 개구리 자세로 호흡하는 훈련이 좋다. 개구리 자세란 반듯이 누워서 무릎을 구부린 상태로 양 발바닥이 서로 닿도록 하는 자세로서 누워서 호흡시 가스가 쉽게 빠질 뿐 아니라 변형된 골반을 바로잡고 어깨결림 등 근골격계 통증을 완화하는 효과가 있다. 처음에는 조금 불편하고 다리나 팔에 통증 또는 경직을 느낄 수 있으나, 점차 시간이 지나면 편안해진다. 물론 더 지나면 불편해질 것이다. 약 5분 정도 이런 자세를 취했다가 풀어주면 어깨, 허리, 골반, 다리 근육의 통증이 상당히 완화된 것을 느낄 수 있다.

목침의 위치

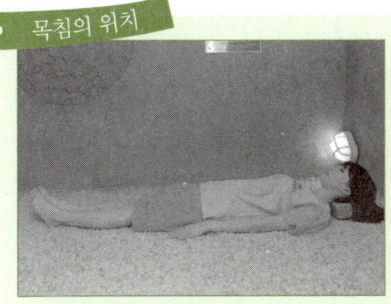
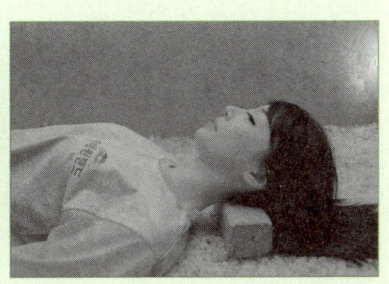

목침은 경추 1~2번에 닿도록 하면 자연스럽게 턱이 당겨지고 경추요혈을 자극하여 노인성 질환을 예방할 수 있다.

누운 상태에서도 양 발은 모아야 한다. 하지만 지나치게 발에 신경쓰다 보면 호흡에 집중하기 힘들다. 이때는 발을 자연스럽게 둔다.

물, 마신다고 다 같은 물은 아니다

찜질방에서 땀을 빼고 난 다음에는 반드시 수분을 보충해주는 것이 필요하다. 물이나 음료를 마시면 기껏 뺀 살이 다시 찌는 것 아니냐고 항변할 분들도 있겠지만, 수분이 빠져서 체중이 줄어든 것이라면 다시 찔 수밖에 없다. 이런 방식으로 다이어트를 하는 것은 참으로 어리석은 일이다. 찜질방에서 살을 빼는 것보다 더 중요한 것은 음료를 충분히 섭취하여 신진대사를 촉진시키는 것이다. 찜질을 한 다음 충분한 수분을 섭취한다고 해서 살이 찌는 것은 아니다. 찜질방에서 하는 다이어트는 엄밀히 말해 수분 감량이 아니라 체지방 감량이기 때문이다.

찜질방 건강법은 뜨거운 열기를 뱃속까지 원활하게 전달함으써 오장육부와 복부에 산재해 있는 지방이나 활성산소 등을 중화시키는 것이 목적이지, 탈수증세를 견디면서 억지로 체중을 줄이는 것이 목적은 아니다.

운동 선수들이 사우나에서 체중 감량을 목적으로 수분빼기를 한다는 이야기를 들었다. 안타까운 일이다. 사실 체중을 줄이는 데는 땀보다는 소변이 훨씬 더 체중을 줄어들게 만든다. 그렇다고 계속 오줌보(방광)를 열어두고 다니겠는가? 앞으로는 운동선수들도 체중 감량시에 사우나에서 억지로 수분을 빼는 방식을 사용하지 않기를 바란다. 이런 방식은 체액을 감소시켜 자신의 남아 있는 수명을 줄어들게 만드는 것으로 건강에 아주 좋지 못한 방식임을 다시 한 번 강조한다.

또 하나 중요한 점으로는 수분을 자주 섭취하되, 따뜻한 음료를 섭취하도록 해야 한다는 점이다. 차가운 물이나 음료를 마시면 호흡이 힘들어지고, 몸이 무거워짐을 느끼게 될 것이다. 기껏 숨쉬기 운동으로 배를 따뜻하게 해두고서는 차가운 물로 다시 몸을 차갑게 만드는 것은 어리석은 일이다. 특히 초보자나 처음 복식호흡을 하시는 분들은 약 보름 정도라도 보온병을 들고 다니면서 따뜻한 물을 마시는 습관을 들여야 한다. 어느 정도 지나면 뱃속이 상시적으로 따뜻함을 느끼게 되는데, 그런 뒤에는 차가운 것을 마신 후 복식호흡을 통해 스스로 따뜻하게 만들어주면 된다. 그리고 이것은 누구나 가능한 일이다. 부지불식간에도 늘 자신이 복식호흡을 하고 있음을 확인한 분이라면 이제 찬물을 마셔도 좋다. 그러나 찬물을 마신 후에는 반드시 호흡을 통해 뱃속에서 물을 따뜻하게 덥혀주는 것을 잊어서는 안 된다.

헬스방 제대로 활용하기

힘과 호흡의 밸런스를 맞춰라

  1년여 전 필자는 헬스의 이론과 실제를 배울 목적으로 3개월간 집 근처에 있는 헬스클럽에 다닌 적이 있다. 약 1주일간 여러 운동기구들을 사용하는 방법을 배웠는데, 호흡과 함께 힘을 주는 타이밍이 가장 중요하다고 배웠다. 당시 헬스클럽 코치는 필자에게 어떤 운동이건 숨을 내뱉을 때 힘을 주라고 말했다. 예를 들어 윗몸 일으키기는 숨을 내뱉으면서 상반신을 들어올리고, 아령을 들어올리거나 정강이로 기구를 들어올릴 때에도 숨을 내뱉으면서 힘을 주라는 것이었다. 만약 이것을 잘못하면 몸에 무리가 가해져 병이 생길 수도 있다는 얘기도 들었다. 실제 모든 헬스 코치들이 이같은 주장을 하는지는 알지 못하지만, 필자는 이 운동법으로 엄청난 고생을 했다. 약 3주일 정도 지났을 무렵 온몸이 쑤시고 아프기 시작했는데, 2~3일 정도 더 지나서는 호흡이 막히고 갈비뼈가 으스러지는 것 같은 통증에 시달렸다.

어지간해서는 병원을 가지 않는 성격이지만, 그때만큼은 바로 입원해야겠다는 생각을 할 정도로 통증을 견디기 어려웠다. 사실 처음부터 이같은 일이 일어날 수도 있다는 사실을 경계하지 않은 것은 아니었다. 헬스클럽이라는 곳은 근육을 기르고 힘을 폭발시키는 연습을 하는 곳이다. 근육이 단단해지려면 당연히 근육피로물질이 쌓여야 가능한 것인데, 피로물질이 쌓이면서 건강해질 수는 없는 것이다. 또한 힘을 폭발시키는 것은 순리에 역행하는 행위일 수 있다. 이런 이유로 부작용을 우려했지만, 막상 극심한 통증 앞에서는 어떻게 대처해야 할지 막막하기만 하였다.

그러던 중에 어차피 병원에 갈 것이라면 하루 정도 더 지나서 간다고 다를 게 뭐 있겠느냐는 생각으로 그동안 헬스 코치가 가르쳐준 것과 반대로 운동을 해보기로 하였다. 즉, 숨을 들이마시면서 힘을 주는 방식으로 전환한 것이다. 왜냐하면 필자는 운동을 하기 전 2년여간 24시간 계속해서 복식호흡을 하고 있었다. 흉식호흡을 하는 일반인들에게 맞도록 구성된 헬스를 똑같이 적용한 결과 무리가 온 것이라 생각했다. 숨을 들이마시면서 힘을 주니까 힘의 폭발력은 현저히 떨어졌지만, 다행히 그동안 시달렸던 극심한 통증에서 벗어날 수 있었다. 약 3일 정도 지나자 모든 것이 원상태로 돌아왔다. 그 후 헬스클럽에서 필자만의 방식으로 계속 운동을 했고 3개월 후 부드러운 근력이 생기게 되었다.

물론 힘을 증폭시킬 때에는 숨을 내쉬면서 힘을 주는 것이 옳다. 그러나 그같은 방식을 장기간 진행하게 되면 결국 몸에 더 큰 무리를 주게 된다. 어쩌다 힘이 필요할 때 숨을 내쉰 다음 멈춘 상태에서 힘을 주는 것도 필요하겠지만, 평상시에 건강을 목적으로 복식호흡과 함께 헬스를 하는 분이라면 숨을 들이마실 때 힘을 주어야 함을 잊지 말아야겠다. 특히 부드러운 근육을 만들고 싶은 여성분들은 필자가 제시한 헬스운동 요령을 참고하여 운동하시기 바란다.

유산소 운동시 호흡 요령

유산소 운동(有酸素運動, aerobic exercise)은 일반적으로 신체의 산소 소비량을 늘리는 운동법을 일컫는다. 그 결과 잉여 산소가 과산화지질과 만나서 생성되는 활성산소가 줄어들게 되며, 지방을 에너지원으로 사용하여 몸 안의 노폐물을 배출시키는 운동이다. 이런 점에서 걷기(워킹)는 대표적인 유산소 운동으로 각광을 받고 있다. 특히 전국적으로 조성되고 있는 둘레길이나 올레길은 걷기 마니아들의 욕구를 충분히 반영하고 있어서 최근에는 워킹 인구가

급격히 늘어나는 추세이다.

하지만 걷는 데만 열심일 뿐 왜 걸어야 하는지, 어떻게 걸어야 하는지에 대한 연구는 부족한 실정이다. 걷는 행위는 대기(大氣)의 기운을 몸으로 받아들이는 아주 적극적인 행위이다. 바르게 걷는 사람은 주말에 산을 오르면 다음 날 기운이 충만하고 아침에도 일찍 잠자리에서 일어난다. 그러나 어떤 분들은 지쳐서 몸이 천근만근이라고 하소연하는 분들도 있다. 이런 분들은 대기(大氣)의 기운을 받아들인 것이 아니라 동료들과 잡담하느라 기운을 소모시킨 것이다. 그렇지 않다 하더라도 걸으면서 에너지를 소모시키는 것은 유산소 운동이라 부를 수 없다. 따라서 단순한 걷기 훈련이나 등산을 무조건 유산소 운동이라 부르는 주장은 이제 그만 했으면 한다.

헬스클럽에서도 이와 유사한 사례를 자주 볼 수 있다. 땀으로 흠뻑 젖을 만큼 열심히 걷거나 뛰는 분들이 있는데, 이는 결코 권할 만한 일이 아니다. 운동은 땀이 살짝 배일 만큼 적당히 하는 것이 좋다. 많이 걷거나 빠르게 걷는 것은 '걷는 행위' 자체에 목적을 둔 것으로 건강과는 직접적인 상관이 없다. 건강을 목적으로 걷고자 한다면 자신의 평소 운동량에 맞도록 보폭과 걷는 시간을 잘 조정해야 한다. 특히 흉식호흡을 하면서 걷는 것보다는 복식호흡을 유지하면서도 사물에 눈을 뺏기지 않고 자신에게 집중하는 워킹 훈련이야말로 대표적인 유산소 운동이다.

식후 30분 걷기 운동

이제 왜 걷는 것이 좋은가 알아보자.

음식을 섭취하면 침샘에서 침이 분비되면서 소화가 시작된다. 위산이 분비되고 장(腸)에서 발효가 일어나면서 가스와 변, 영양분이 분리 수용된다. 일반적으로 이 중 숙변이 문제라고 알려져 있다. 그러나 아주 오랜 기간 노폐물이나 변이 장(腸)에 끼어 있을 수는 없다. 따라서 체내 독성의 주범은 숙변이 아니라 가스라고 해야 옳다.

실제로 우리 몸의 건강은 일상적으로 식후(食後) 30분~2시간 동안에 결정된다. 이 시간 소화가 진행되기 때문인데, 그 중 특히 식후(食後) 30분은 체내 과잉 가스를 제거할 수 있는 가장 적합한 시간이다. 아직 자리를 잡지 못한 가스는 주로 명치끝에 쌓이게 되는데, 이때 간단한 걷기만으로도 가스가 쉽게 빠지기 때문이다. 만약 이 시간을 책상에 앉아서 보내거나 누워서 보내면 가스는 장부(臟腑) 곳곳에 자리를 잡고 새로운 화학반응을 통해 만성질환을 일으키게 된다. 이같은 이유로 식후에 잠시 걷는 것이 어떤 운동보다 건강에 좋다고 하는 것이다. 거듭 강조하거니와 식후(食後) 30분의 걷기 운동은 100세 건강의 지름길이다.

올바른 건강 헬스 요령

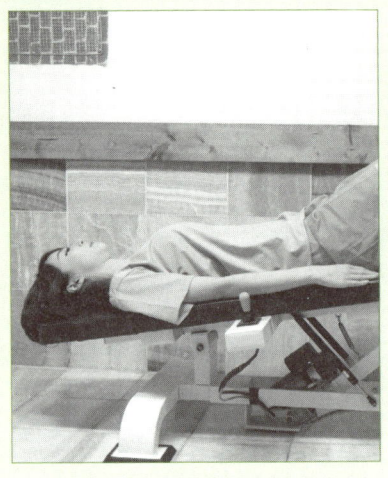 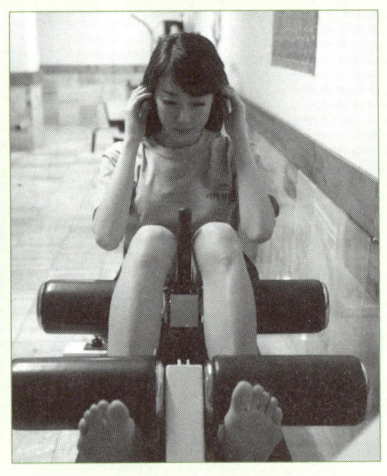

턱은 당기고 호흡은 아랫배에 집중한다. | 양 무릎을 모아주면 아랫배에 들어가는 호흡량을 늘릴 수 있다.

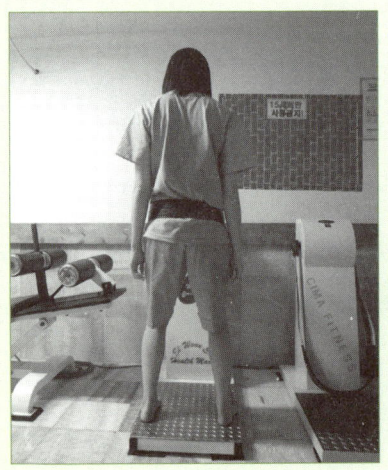 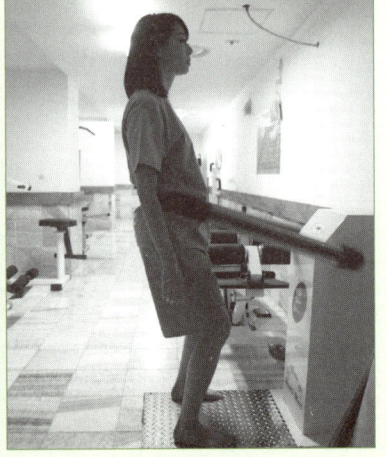

무릎을 조금 구부려주면 호흡이 아랫배에 가득 차면서 바른 자세를 유지할 수 있다.

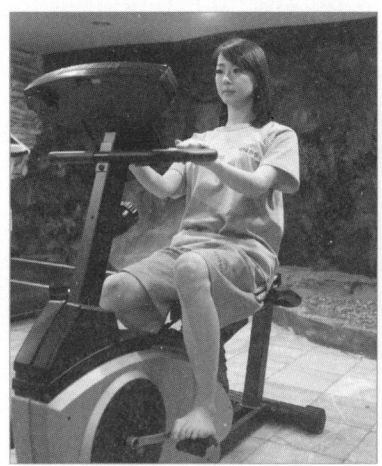

양 무릎을 모아줘야 발이 11자 형태를 유지하고 골반을 지지하는 근육(대요근)을 바르게 할 수 있다.

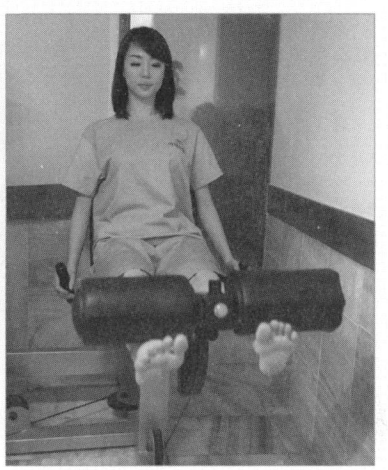

아랫배에 숨을 넣으면서 동시에 다리에 힘을 가하여 천천히 들어올린다.

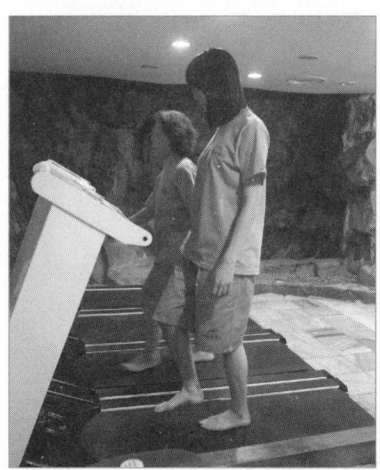

워킹시 무릎을 조금 구부려줌으로써 다리 전체의 힘으로 걷는다. 근육피로 물질이 쌓이지 않아 통증이 줄어든다.

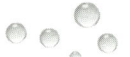

편안한 대소변도 축복이다

이제 찜질방을 나가야 할 시간이다. 사우나를 끝내고 옷을 갈아입으려는데, 소변이나 대변을 보고 싶다. 이때에는 이유 불문하고 대소변을 처리해야 한다. 밤새 녹아내린 체지방이 소변과 대변을 통해 배출되는 행운의 시간이기 때문이다. 이 짧은 순간에 소변을 선택한다면 약 800g~1kg의 체중 감량 효과를 보게 될 것이다. 만약 대변이라면 그보다 더 많은 감량이 있을 것이다.

특히 대소변을 본 후에는 식욕이 당기지 않는데, 이는 당연한 현상이므로 병적인 현상으로 착각하지 마시길 바란다. 식욕이 당기지 않는데도 불구하고 식사 시간이라고 반드시 밥을 먹는 이들이 있다. 옳지 못한 일이다. 이때의 식욕감소는 체내의 여러 위해요소

들이 배출된 다음이라 몸이 새로운 음식을 요구하지 않는 것이므로 굳이 시간을 정해 밥을 먹을 필요가 없다. 오히려 이번 기회에 소식(小食)을 생활화하는 계기로 삼았으면 한다.

다른 예를 한번 보자. 찜질방을 나서려는데 갑자기 변을 보고 싶어진다. 그러나 화장실에 들어가면 변이 잘 나오지 않거나, 늘 배에 가스가 찬 것처럼 묵직한 느낌이 있는 경우가 있다. 이럴 경우 좌변기에 앉은 다음 호흡을 아랫배 깊이 넣는 훈련을 한다. 단, 엉덩이에 힘이 가해질 정도로 깊이 호흡을 넣고 최대한 숨을 내쉰다. 이때 가스나 노폐물이 직장(直腸)으로 서서히 내려가면서 항문이 벌어지고 대변이 수월하게 나온다. 변비로 고생하셨던 분들은 대변이 이렇게 자연스럽게 나올 수 있다는 것에 놀랄 것이다. 만약 섬유질이 풍부한 음식을 섭취한 후에 배변을 하면 더 큰 효과를 볼 수 있다. 오랫동안 앉아서 호흡에 집중을 해도 변이 나오지 않는다면 이는 변을 보고 싶다는 염원이 만들어낸 착각일 수 있으므로 지나치게 대소변에 집착하는 일은 없기를 바란다.

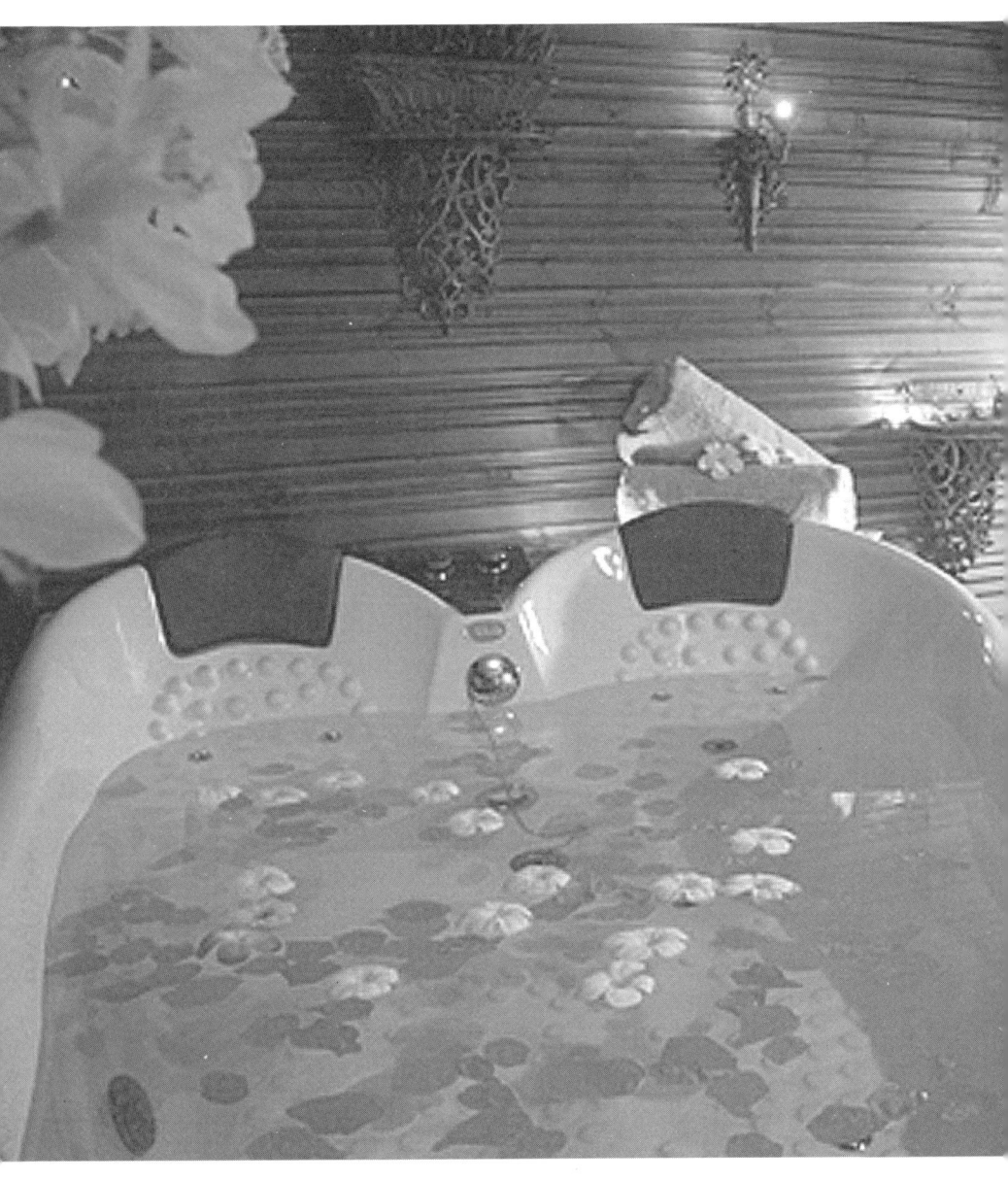

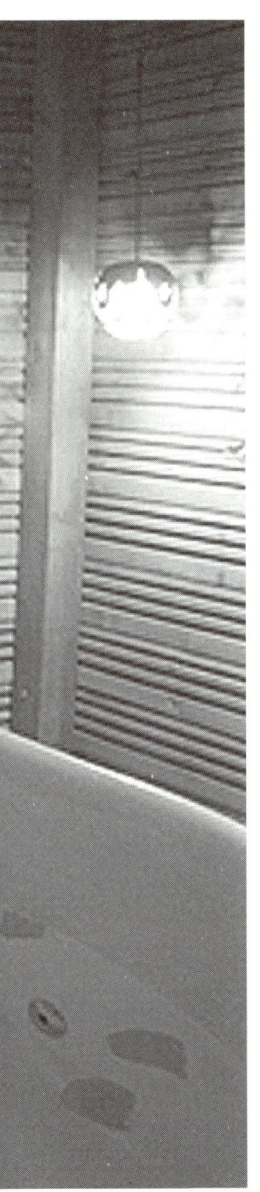

건강을 위한 실전 찜질법

응용편

당신이 찜질방을 싫어하는 이유는 무엇인가? 물론 실내 공기가 좋지 못해서 싫다는 분들이 있을 것이다. 또는 많은 사람이 모인 장소 자체를 싫어하는 분들도 있을 것이다. 실내공기가 나쁘다고 느끼는 이유는 음식 냄새 등의 문제와 함께 주로 뜨거운 공기나 실내습도 등으로 인한 불쾌감이다. 그 외 공중집객장소로서 가지는 사회적 환경에 대한 불쾌감과 같은 본인들의 습관과 잠재의식의 문제도 있다.

하지만 일반적으로 숨이 짧은 사람이나 몸이 냉한 사람, 생각이 너무 많아서 의심이 많은 사람들은 특별한 이유 없이 찜질방을 싫어한다. 물론 찜질방을 거의 가지 않기 때문에 스스로 찜질방을 싫어하는지 여부를 고민해본 적도 없는 경우도 있다.

이런 분들이 찜질을 즐기려면 먼저 호흡을 길게 하는 연습을 해야 한다. 호흡이 길기만 해도 찜질방에서 어느 정도 견디는 데에는 도움이 된다. 하지만 찜질방의 효과를 제대로 누리려면 복식호흡을 해야 한다. 그래야만 자신의 몸에 달라붙어 평생을 괴롭혀온 '냉'이라는 무지막지한 놈으로부터 벗어날 수 있기 때문이다. 복식호흡을 통해 '냉'으로부터 벗어나면 우리 몸은 한결 건강함을 느낄 수 있다. 하지만 이것만으로는 생각이 많아 의심으로 둘러싸인 채, 스스로를 중독과 강박속으로 밀어 넣는 마음의 고통으로부터 벗어나게 도와주지는 못한다. 마음의 해방은 보다 특별한 프로그램*이 필요할 뿐만 아니라 맑은 공기와 따뜻한 햇빛, 그리고 빛이 만들어 내는 색의 도움이 필요하다. 더불어 자신을 구성하고 있는 몸과 마

---

*이 프로그램은 총 9단계로 구성되어 있으며, 몸의 건강뿐 아니라 마음의 평안을 찾는 방법을 성취단계에 따라 쉽게 할 수 있도록 시스템화 한 것으로 '9단계 자기관찰 프로그램'이다. 요약하면, 단식(숨길을 열어주는 과정), 호흡(집중력 향상 과정), 걷기(몸이 움직여 생각을 느끼는 과정), 장애물(몸의 중심을 잡는 과정), 생각(생각이나 감정으로부터 벗어나는 과정), 극기(몸과 마음을 분리시키는 과정), 명상(자기를 응시하고 직면하는 과정), 심화(외부변화를 관조하는 과정), 재사회화(타인을 이롭게 하는 과정)으로 구성되어 있다. 행동수정이론과는 전혀 다르다.

음을 자신으로부터 분리시키는 각고의 훈련이 필요하다. 다만 이 책에서는 찜질방을 통해 몸을 건강하게 가꾸는 훈련에만 중점을 두고자 한다.

> **TIP 식후 30분간 걷는 것은 어떤 보약보다 좋다**
>
> 본문에서 계속 주장했듯이 식사 후에 발생하는 가스가 비만과 질병의 가장 큰 원인이다. 식사를 마친 후에는 늘 30분 정도 걷는다는 마음가짐으로 몸을 움직여주면 트림이나 방귀로 가스가 배출된다. 가스가 배출되면 소화도 촉진되고 몸이 편안해지는 것을 느낄 것이다. 만약 업무로 인해 식사 후 바로 이동해야 하는 분들은 가능한 대중교통을 이용하면서 서서 복식호흡을 하는 것만으로도 충분히 걷는 효과를 낼 수 있다. 식후 30분간 걷는 습관은 보약 한 첩을 매일 먹는 것보다 효과가 훨씬 뛰어나다. 물론 부작용도 없다. 지금부터라도 식후 30분 걷기를 생활화하자.

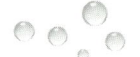
숨쉬는 시스템을 바꿔라

앞서 언급했듯이 찜질방을 제대로 활용하기 위해서는 첫째, 호흡을 바꿔야 한다. 여러 가지 이유가 있겠으나, 입으로 숨을 쉬는 구강호흡은 불특정 다수가 이용하는 찜질방 특성상 공기 중의 다양한 미세먼지나 세균으로 인해 질병에 걸릴 위험이 높기 때문이다.

두 번째로 과식하지 말아야 한다. 과식을 하면 소화과정에서 생긴 가스와 호흡이 충돌하면서 호흡을 자연스럽게 하기가 어렵기 때문이다.

세 번째로 호흡을 하는 자세가 중요하다. 주로 뜨거운 곳에서는 앉아서 호흡을 하고, 넓고 따뜻한 곳에서는 걸으면서 호흡을 하며,

차가운 곳에서는 누워서 호흡을 하는 것이 좋다.

네 번째로 수분섭취를 적절히 해야 한다. 너무 차가운 물을 마시면 호흡이 부자연스러워진다. 보온병에 미지근하거나 따뜻한 음료를 준비하여 수분을 배출한 후에는 다시 보충하는 노력을 기울여야 한다.

마지막으로 소변이나 대변을 볼 때 호흡을 멈추지 말고 자연스럽게 계속 해주어야 한다. 물론 억지로 대변을 밀어낼 수도 있겠지만, 호흡을 뱃속 가득히 넣으면 자연스럽게 대변이 나온다. 대변의 양도 많아질 뿐만 아니라 편안하고 시원하게 변을 볼 수 있다. 소변도 호흡에 맞추는 습관을 키우는 것이 좋다.

TiP 입 안의 구멍에 주의한다

입천장에 있는 작은 구멍을 혀끝으로 더듬어보자. 이 구멍을 '감로'라고 부른다는 주장도 있다. 사실인지는 알 수 없으나, 이 구멍에 혀끝을 대고 있으면 침이 고인다. 침은 우리 몸에 가장 이로운 '약'이라고 알려져왔다. 지금도 암환자들은 '볶은 곡식'을 늘 가지고 다니면서 먹는데, '볶은 곡식'을 먹으면 입에 침이 많이 고여서 암을 치유하는 효과가 있다고 알려져 있기 때문이다. 또 하나, 혀끝을 입천장 작은 구멍에 대면 들이마신 숨이 정확한 숨길을 따라 배에 이른다. 따라서 복식호흡을 하다가 정확한 숨길을 확인하기 어려우면 이 방법을 사용해보자.

바르게 앉은 자세

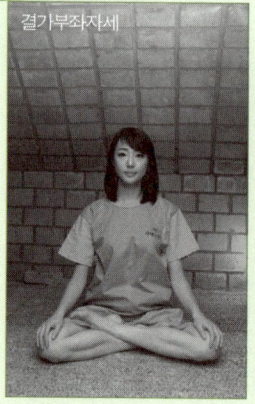
결가부좌자세

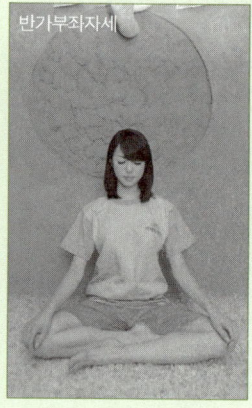
반가부좌자세

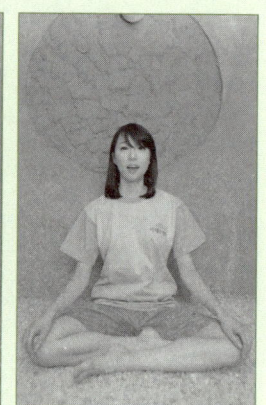

○ 앉은 자세는 편안하게 하고, 눈은 반쯤 감거나 완전히 감은 상태로 호흡에 집중한다. 들이마시면 배가 나오고 내쉬면 배가 들어가야 한다. 눈을 반쯤 뜬 상태라면 시선은 코끝에 집중한다.

✗ 반가부좌 상태에서 입으로 가쁘게 호흡하는 모습. 우리가 하는 일반적인 호흡은 이렇다.

하루 1~2시간의 단전호흡으로
인생이 바뀌지는 않는다

앞서 언급한 구강호흡은 입으로 숨을 쉬는 것이므로 불특정 다수가 이용하는 찜질방 특성상 공기 중의 다양한 중금속이나 세균으로 인해 질병에 걸릴 위험이 높다. 코로 호흡을 하면 공기 중의 이물질을 걸러내는 융모세포로 인해 유해균이 체내로 침투하는 것을 최대한 막아낼 수 있으나, 입으로 마시면 이를 걸러줄 기능이 없기 때문이다.

두 번째로 구강호흡을 하면 찜질방의 따뜻한 기운이 '탯줄'이 있었던 자리에까지 흘러가지 않는다. 흉식호흡은 횡격막 언저리에서 숨이 오르락내리락하는 것으로 복부에까지 이르지 못한다. 물론 현대과학에서는 호흡이 복부에 도달할 수 없다고 주장하고 있다. 이를 근거로 복식호흡을 복압에 의한 것으로 보는 것이 통설이다. 그러나 여러분은 호흡에 따른 기운이 복부뿐만 아니라 발바닥까지 이를 수 있다는 사실을 확인할 수 있을 것이다. 그런 점에서 복부에서 발생하는 미세한 열이 호흡에 의한 것인지 에너지에 의한 것인지는 명확히 결론내리기 어렵지만, 복식호흡을 통해 체내에서 열을 발생시킬 수 있다는 점에서는 이론의 여지가 없다.

최근까지 우리 사회에서 꾸준한 인기를 얻고 있는 단전호흡은 복식호흡과 유사한 점이 많다. 그러나 복식호흡의 목적이 건강유지 또는 회복을 의미하는 양생(養生)에 있다면, 단전호흡은 기(氣)의 원활한 순환을 통한 양신(養神)에 있다는 점에서 차이가 있다. 양생과 양신의 차이에 대해서는 이 책에서 논할 필요가 없다. 호흡방법에 있어서도 단전호흡은 12경락과 기경팔맥이 우주의 기운과 교감할 목적으로 명문혈이나 항문에 힘을 주는 방식이지만, 복식호흡은 어린아이의 호흡처럼 숨을 아랫배에 연동시켜 뱃심을 기르는 방식이다. 따라서 복식호흡은 무리하게 힘을 주지 않으므로 부작용이 전혀 없다는 것이 장점이다. 주지하다시피 복식호흡은 부교감신경을 활성화하여 심장박동이 진정되며, 산소 공급이 원활해지면서 근육이 이완되고 심신이 편안해지는 효과가 있다.

필자가 여러분께 권하고자 하는 호흡이 바로 '복식호흡'이다. 복식호흡의 요체는 숨이 한시도 멈추지 않는 것이며, 단지 들숨과 날숨이 교차하는 분기점에 집중하는 호흡이다. 만약 아무리 연습해도 복식호흡이 어렵다고 생각되는 분들은 기마자세로 연습할 것을 권한다. 기마자세는 양발을 11자로 어깨넓이만큼 벌린 상태에서 무릎을 조금 구부리는 것이다. 이렇게 함으로써 바깥에서 흡입된 공기가 아랫배로 흘러가기 좋도록 유지해준다. 아주 쉽게 호흡이 아랫배로 들락거릴 것이다. 호흡이 들어갈 때에는 무릎을 벌려주거나 조금 일으켜 세워주고, 흐흡이 나올 때에는 오므려주거나 조금 주저 앉는 자세를 취해주면 리드미컬하게 호흡이 이루어질 것이다. 이때 턱을 올리지 말고 목으로 끌어당겨서 바깥의 공기가 기도를 통해 자연스럽게 흘러 들어가도록 해주어야 한다.

복식호흡은 숨을 들이마실 때 배가 나오고, 숨을 내쉴 때 배가 들어가는 호흡이다. 간단한 호흡이지만, 실제 적용 과정에서는 생각보다 복잡하고 난해하다.

먼저, 배가 기준인가, 숨이 기준인가 하는 문제에 부딪힌다. 호흡을 하다 보면 숨이 아닌 배에 신경이 쓰이게 되는데, 기본적으로 복식호흡은 숨을 들이마시고 내뱉는 것이므로 숨이 기준이다. 음식을 먹으면 배가 나오듯이 호흡은 종기(宗氣)라는 음식을 먹는 것이다. 참고로 우리가 섭취하는 음식은 곡기(穀氣)라고 부른다. 즉 모든 기운의 근본은 호흡이라는 뜻이다.

두 번째로, 시선을 어디에 둘 것인가 하는 것도 오랜 기간 논쟁의 중심에 있었다. 대체로 코끝에 둔다는 의견과 이마의 중간(아미)에 둔다는 의견이 있는데, 코끝에 둔다는 의견은 동북아 지역의 기록에 근거하고, 아미에 둔다는 것은 인도나 티베트에 근거를 둔다. 코끝이라는 것도 정확히 콧등을 말하는 것인지 아미의 아랫부분을 말하는 것인지 불분명하다. 필자의 견해로는 이 문제는 별 상관이 없다고 본다. 아미에 시선을 두면 '내면의 소리'에 이를 수 있다. 코끝에 시선을 두는 것은 단전호흡과 선도수련에서 전해오는 것으로 필자는 이에 대해 잘 알지 못한다.

세 번째로, 호흡을 할 때 혀는 어디에 두어야 하는가도 문제이다. 혀를 입천장에 붙였다가 떼라는 주장도 있고, 혀는 어디에도 붙지 않도록 하라는 주장도 있다. 그러나 찜질방에서 복식호흡을 할 때에는 들숨에는 혀를 입천장에 붙이고, 날숨에는 혀를 입천장에서 떼는 것이 좋다. 하지만 얼음방에서는 오히려 혀 전체를 낮게 깔아서 호흡하는 것이 자연스럽다. 반면, 걸을 때에는 혀끝이 치아에 살짝 닿도록 하면 걷는 중에도 호흡이 자연스럽게 이어질 수 있다.

많이 먹으면 숨쉴 틈이 없다

일반적으로 단식은 수행 목적이나 다이어트 목적으로 많이 알려져 있다. 물론 단식의 용도는 다양하다. 그러나 기본적으로 단식은 숨길을 여는 가장 빠른 방법이다. 음식물을 먹지 않음으로써 안에서 밖으로 나오는 가스와 밖에서 안으로 들어가는 공기가 충돌하지 않도록 하는 것이다. 그래야 호흡이 자연스러워지고 편안해지는 것이다. 아이가 태어나서 이유식을 할 때까지는 복식호흡을 하다가 점차 흉식호흡으로 바뀌는 것도 음식에 익숙해지기 때문이다. 특히 과식한 후에 바로 뜨거운 열기가 가득한 불가마를 들어가면 숨을 쉬기가 어렵다. 이는 뱃속이 음식물로 꽉 차 있어서 공기가 들어갈 틈이 적기 때문이다. 따라서 찜질방에서 소기의 목적을 달성하려면 먹는 양을 최소화하는 것이 도움이 된다. 부득이한 경우에는 바나나, 감자 등 식이섬유가 풍부한 음식을 먹고, 입이 심심하면 뻥튀기를 가져가서 먹는 것도 권할 만하다.

단식 이야기가 나왔으므로 소식(小食) 또는 단식을 병행한 복식호흡의 가장 뛰어난 점으로 '마음 비움'을 말씀드리고 싶다. 단식이나 소식을 하다 보면 처음에는 몸을 비우는 것으로 여겨지지만, 24시간 호흡과 병행하는 훈련을 여러 차례 반복하다 보면 마음을 비울 수 있다는 사실을 알게 될 것이다. 마음을 비운다는 말이 다소 이해하기 힘들지만, 다양한 운동법을 곁들이면 몸과 마음을 손에 잡을 듯이 알 수 있게 된다. 마음 비우기*에 대한 자세한 요령은 다음 기회에 다루기로 하고, 비우면 건강해지고 건강해져야 나눌 수 있다는 사실만은 알고 가자.

몸도 마음도 건강한 사람이 조건 없이 나눌 수 있는 것이며, 나눈다는 것은 사랑의 가장 실천적인 표현이다. 이처럼 스스로 우러

> 마음은 채워져 있는 것이 아니므로 비운다는 것이 성립될 수 없다. 마음은 소유물이 아니므로 버린다는 것도 성립될 수 없다. 이런 표현으로 인해 우상을 만들고, 허상과 환상을 쫓게 되는 것이다. 몸은 움직이지 않으려는 속성이 있고, 마음은 부단히 움직이려는 속성이 있다. 따라서 건강의 요체는 '몸은 움직임으로 바탕을 삼고, 마음은 움직이지 못하도록 하는 것으로 기둥을 삼아야' 한다. 하지만 대부분의 사람들은 이와 반대로 살아간다.

나서 실천하는 나눔이 사랑이며 자비이다. 최근 우리 사회에서 확산되고 있는 나눔문화도 자신의 몸과 마음을 건강하게 한 결과로서 이루어진다면 사회의 공리(公理)가 바로 서는 중요한 계기가 될 것이라 믿는다.

> **TiP** **근골의 이탈을 방지한다**
>
> 뜨거운 찜질방에 15분 이상을 있다 보면 몸이 허물허물해지는 기분이 든다. 몸의 이완이 많이 진행되어 그런 것인데, 이때가 몸의 근골격계를 맞추기에 좋다. 본문에서 설명한 개구리 자세나 요가 자세, 특히 최근 알려지기 시작한 연동요법을 배워서 이때에 간단하게 실시하면 좋다. 개구리 자세로 골반을 맞춘 뒤에 연동요법이나 요가로 대요근을 바로잡는 연습을 하면 훨씬 효과가 좋을 것이다.

몸은 마음 따라 마음은 숨길 따라

임진왜란 당시 승장으로 유명했던 사명대사 유정은 경남 밀양 사람이다. 1544년에 태어나서 1610년에 돌아가셨으니 66년을 살다 가셨다. 스님께서 선조 임금의 특사로 명을 받은 것이 1604년이니 돌아가시기 6년 전이요, 우리 나이로 61세 환갑 때였다. 1604년 7월에 서울을 떠났으니 아마 9월 정도에 대마도에 도착했을 것이다. 기록에 의하면 그곳에서 3개월을 보내고, 다시 일본 경도(京都)에 도착한 것이 12월 말이었다고 전해진다. 이미 일본은 시대적으로 도요토미 히데요시가 정유재란 중에 사망을 했고, 도쿠가와 이에야스가 최초의 쇼군으로 등극할 무렵이었다. 도쿠가와 이에야스가 직접 경도까지 마중을 나와 스님을 기다리는데, 일본에서 보낸 수행원이 1,000명이고 조선측 수행원이 20명이었다고 한다.

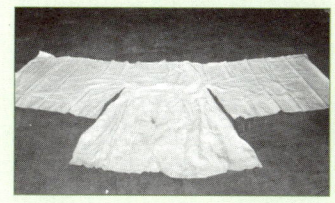 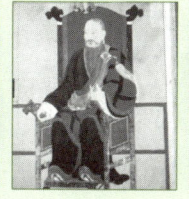 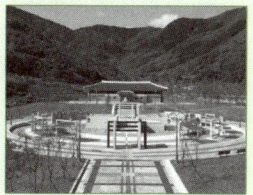

| 사명대사의 가사　| 사명대사 초상　| 사명대사기념관

자료제공 : 밀양시청

　야사에 전해오기를, 도쿠가와 이에야스—또는 가토 기요마사라는 설도 있다—는 철화방(鐵火房)을 만들어 그 안에 스님을 가두어 놓고, 사흘 밤낮에 걸쳐 불을 지피면서 대사를 죽이려 하였다. 아무리 초능력자라고 한들 쇠로 만든 방에 사흘 밤낮으로 불을 지피면 바베큐가 될 수밖에 없을 것이다. 그러나 사흘이 지난 후 쇠문을 열어보니 수염에 고드름이 주렁주렁 맺힌 상태로 방 한가운데 앉아서 '왕의 특사를 추운 곳에 묵도록 하였다'며 역정을 냈다고 한다. 이에 다시 얼음으로 가득찬 냉방에 가두어두니 '덥다'면서 웃옷을 벗고 드러누웠다고 전해져온다.

　필자가 이 전설에서 주목하는 부분은 철화방과 얼음방이다. 극열과 극냉을 통해 스님의 몸을 시험한 것이다. 필자도 이것이 가능한 일인지를 시험하기 위해 '찜질방'의 불가마방과 얼음방을 들락거려보았던 기억이 난다.

필자가 찜질방과 스님을 연결시켜 생각하게 된 것은 약 3년여 전으로 거슬러 올라간다. 당시 호흡법과 단식을 막 배우고 집으로 돌아와서 목욕도 할 겸, 집 근처 찜질방으로 갔다. 불과 한 달 전까지만 해도 불가마방에 들어가 1~2분도 채 못 버티고 바로 나와야 했는데, 그날은 의외로 꽤 오랜 시간을 앉아 있을 수 있었다. 함께 들어왔던 할머니들이 나가고 난 후에도 꽤 긴 시간을 있었던 것으로 기억되는데, 아마도 15분 정도 있었을 것 같다.

처음에는 오랜 시간을 뜨거운 곳에서 지냈다는 것에 흥미를 가졌으나, 점차 뜨거운 열기가 호흡을 따라 냉각되기도 하고 더 뜨거워지기도 한다는 사실을 알게 되었다. 예를 들어 코로 호흡을 들이마시면 코끝은 뜨겁게 느껴지는 반면, 기도를 따라 아랫배로 들어갈 때에는 시원한 느낌마저 들 정도였다. 반면, 숨을 내쉴 때에는 코끝에서 나오는 뜨거운 바람으로 인해 발목 주위에 화상을 입는 것이 아닌가 염려될 만큼 뜨거운 느낌을 받았다. 이처럼 뜨거움과 시원함이 교차되다 보니 불가마방에서 지내는 것도 여느 곳에서 지내는 것과 별 차이가 없음을 알게 되었다. 다만 오랜 시간을 있다 보면 탁한 공기로 인해 기분이 불쾌해지는 것은 어쩔 수 없었다. 불가마방에서 나와 땀이 흠뻑 베인 찜질복을 입고 얼음방으로 간다. 이곳은 드라이아이스가 승화하면서 냉기를 내뿜는 곳이다.

수차례의 경험을 통해 얼음방에서는 누워 있는 것이 효과적이라는 것을 알게 되었다. 막 불가마에서 나온 뒤라 심장이 거칠게 쿵닥거린다. 이때 긴 호흡으로 심장근육의 속도를 조절할 수 있다. 뿐만 아니라 복식호흡을 통해 체온이 일정하게 유지되도록 하거나 서서히 떨어지도록 조절할 수도 있다. 최근에 와서는 한쪽 팔이나 다리를 들고 있는 불균형 자세를 통해 체온이 거의 떨어지지 않도록 임의로 조절할 수 있다는 것도 알게 되었다.

이같은 경험을 통해 찜질이 다이어트에도 상당한 효과를 가져다 준다는 것을 알게 되었다. 찜질방에서 겪은 경험담을 얘기했더니 여섯 분 정도가 직접 1박 2일간 체험해보겠다고 하여 박사과정에 있는 두 분과 연구를 했던 적이 있다. 당시 두 분이 간이체지방계로 측정한 결과, 복식호흡을 통한 찜질은 일반적으로 알려진 체중 감량 효과보다는 오히려 체지방 감량 효과가 훨씬 크다는 사실이 기록으로 나타났다. 즉 2kg 정도의 체중이 감소했다면 체지방도 약 2kg 정도가 감소할 정도로 다이어트에 대단히 효과적이라는 것이다. 특히 체지방이 감량되면 식욕이 감소한다는 경험을 통해 찜질방 건강법에 더욱 확신을 가지게 되었다.

또한 찜질을 통해 외부 기온의 변화에 대한 적응력이 높아져서 면역력이 증가한다는 장점도 있다. 이는 환절기마다 감기를 달고 사는 분이라면 충분히 그 효과를 체감할 수 있을 것이다. 성격이 급한 분들은 성격이 차분해지면서 충동적인 행동을 스스로 조절하는 능력이 조금씩 생길 것이다. 피부가 좋아진다든가, 집중력이 높아지는 등의 부수적 효과는 찜질의 효과라기보다는 복식호흡의 결과라고 봐야 한다.

하지만 인과관계가 어떠하든 찜질방을 제대로 활용하는 방법을 배우게 되면 가족끼리 서로 등을 밀어주는 스킨십이 늘어나므로 가족들의 일체감이 형성되고, 서로에게 상처주는 말들을 생각없이 내뱉는 일은 줄어들 것이다. 모든 마음의 상처는 모르는 사람으로부터 받지 않는다. 가장 가까운 사람이 나의 동행임과 동시에 적인 것이다. 내게 사랑을 주는 것도 가까운 이요, 내게 상처를 주는 이도 가까운 사람들이다. 가족은 한 아이가 독립하기까지 보호를 받는 가장 튼튼한 울타리인 동시에 어릴 적 내면의 상처가 잠재되는 가장 핵심적인 그룹이기도 하다. 따라서 올바른 찜질방 활용은 가족의 상처를 푸는 가장 손쉬우면서 청소년기의 건전한 발달에 중요한 모티브가 될 수 있다.

호흡만으로 온도변화가 생긴다는 사실을 믿지 못하겠다는 독자들을 위해 스위스의 저명한 자연의학자인 포겔 박사의 글을 인용하도록 하겠다. 포겔 박사는 1902년 스위스 자연요법 명문가에서 태어나 자연요법 전문병원을 설립, 운영했으며 『포겔의 건강뉴스』라는 잡지를 통해 수많은 자연요법 사례를 발표했다. 그가 1952년 출판한 『닥터포겔에게 물어보세요-The Nature Doctor』는 12개 국어로 번역되어 250만부가 넘게 팔린 스테디셀러다.

그는 이 책에서 호흡과 물에 대한 몇 가지 중요한 사례를 발표했는데, 이를 통해 우리는 세계적인 자연의학자의 생명에 대한 숭고한 자애를 느낄 수 있을 것이다. 특히 독자 여러분께서 필자의 호흡법에 대해 의아하게 생각할 수 있는 부분에 대한 과학적이고 임상적인 근거를 제시해줄 수 있을 것이라 믿는다. 필자가 발췌한 글은 열음사에서 1995년 번역본으로 발행했으며, 현재 우리들병원의 이사장으로 있는 이상호 박사가 직접 포겔 박사를 만나서 인터뷰를 하고, 그의 원문을 번역하여 출판한 것이다.

우리의 코속에는 호흡할 때 공기를 따뜻하게 데우는 기능이 있다. 즉 냉각점 이하의 공기가 콧구멍을 지나갈 때면 체온이 올라가게 된다. 만약 추운 공기에서 계속 숨을 쉰다면 허파(폐)는 매우 고통을 받게 될 것이고 공기를 데울 수도 없게 될 것이다. 추운 날씨일수록 코를 통해 호흡을 해야 하며, 입과 코의 점막을 보호하기 위해 따뜻한 스카프로 감싸야 하는 이유도 여기에 있다.

물론 적도 지방의 경우는 다르다. 뜨겁고 습한 공기에서는 코를 통해 지나가는 열기를 거의 혈액 온도까지 냉각시키는 온도조절 장치가 작동하게 된다. 우리의 코에 있는 이러한 냉각 장치는 참으로 신비롭다. 코는 신체의 요구조건에 알맞은 수준으로 공기의 온도를 조절해준다. 코를 통해 숨을 쉬면 두통이 줄어들 것이다. 아침에 깨어나서 불편하거나 갈증을 느낀다면 코를 통한 호흡에 신경을 써야 한다.

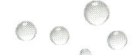

질병 치유에 효과적인
찜질방 이용법

목욕이나 사우나를 목적으로 찜질방에 들른 사람이 아니라면 일반적으로 피로를 풀거나 몸이 무거워서 오는 분들이 대부분이다. 이런 분들은 대개 어깨가 아프다거나 허리가 불편하다, 무릎이 아프다 등 여러 통증을 호소하는 경우가 많다. 아프다는 것은 분명 몸의 어느 부위가 소멸되어가고 있다는 증거다. 하지만 바꿔 말하자면 통증을 느낄 만큼 건강하다는 의미도 된다.

우리 몸은 사통팔달의 신경세포와 뉴런에 의해 정보가 전달되고 결정된다. 이는 대뇌뿐만 아니라 자율신경계도 마찬가지다. 따라서 우리 몸에 발생하는 모든 통증은 신경세포가 정상적으로 작동하고 있다는 의미다. 만약 신경세포가 사멸하여 세포가 죽어간다는 것을 대뇌에 전달하지 못한다면 누구도 통증을 느끼지 못할 것이다. 예를 들어, 모세혈관이 집중된 발가락 끝이나 손가락 끝이 썩어 들어가는 당뇨합병증 환자는 통증을 크게 느끼지 않는다. 몸이 썩어가는데도 불구하고 통증이 전달되지 않는 이 증상에는 사지절단술 외에 특별한 치료법이 개발되지 못하고 있다. 물론, 절단을 했다고 해서 완치된다는 보장도 없다. 왜냐하면 모세혈관에서 이루어져야 할 가스 교환이나 외부 기운과의 소통이 부분적으로 차단되기 때문에* 시간이 지날수록 몸은 더 심각한 상황에 처하게 된다.

건강에 왕도는 없다

이 환자도 초기에는 손끝이나 발끝이 너무 차갑거나 찌릿찌릿하는 통증 신호가 있었을 것이다. 다만 그 신호를 무시했을 뿐이다. 다른 부위의 통증이 더 심할 경우 느끼지 못하고 지나쳤을 수도 있다. 만약 자신의 몸에 좀 더 집중하여 관찰했더라면 몸을 잘라내는 일은 피했을 것이다. 통증은 이처럼 더 큰 질병을 예방하는 조기경보 시스템 역할을 한다. 그런 점에서 통증을 느낀다는 것은

| 물론 일정 부분 피부가 그 기능을 대신하게 된다.

큰 질병이 오고 있으니 지금 준비하라는 전령의 역할을 한다.

만약 몸이 이같은 경고를 계속해서 보내는데도 불구하고 스스로 건강을 돌보지 않는다면 어떤 상황이 발생할까? 몸은 더 이상 통증을 느끼지 못하게 되고, 환자 자신은 늘 저체온증으로 조금만 추워도 밖에 나가지 못하고 방문을 닫고 살아야 할 것이다. 지금도 시골에 사시는 어르신들 중에 이런 분들이 많다. 이는 외부의 찬 기운을 방어할 수 있을 만큼의 체온이 안 되기 때문인데, 통증을 무시하면 피가 그 힘을 잃게 되어 흐름이 정체되면서 혈전과 어혈뿐 아니라 순환기계의 질병이 본격화되기 시작한다. 가장 대표적인 경우는 뇌에서도 발생하는데, 뇌는 인체기관 중 가장 가느다란 모세혈관이 밀집해 있으면서 가장 많은 양의 산소를 소비하는 기항장부로 알려져 있다. 뇌 신경세포가 사멸하여 통증(두통 등)을 전달하지 못하면 알츠하이머나 치매가 오게 된다. 더 이상 통증을 느낄 수 없다는 것은 신경세포가 사멸했다는 뜻이다.

건강하다는 것은 무슨 뜻인가? 통증이 없다는 의미는 아니다. 염증이 없다는 의미도 아니다. 하나의 생명체가 100% 완전하게 건강할 수도 없으므로 이것도 건강하다는 의미가 될 수 없다. 99% 건강하고 1%가 아프다면 이것은 건강한 것인가? 건강하지 않다

는 것인가? 이런 것을 우리는 질병이라고 표현한다. 따라서 건강
은 확률로도 표현하기 어렵다. 건강하다는 의미 속에는 분명 건강
하지 않은 것도 있다는 뜻이 내포되어 있고, 건강하지 않다는 의미
속에는 많은 부분은 건강하다는 뜻이 숨어 있다. 따라서 건강은 정
도의 차이일 뿐 반의어가 없다.

검증되지 않은 의술

어느 날 병원에서 의사가 심각한 표정으로 6개월만 살 수 있다
는 선고를 한다. 환자는 소스라치게 놀라며, 그날부터 오직 건강해
져야 한다는 것에 인생의 모든 것을 걸게 된다.

의사의 선고*와 함께 건강하지 않은 극히 일부의 세포로 인해
이 환자는 몸 전체를 망가뜨릴 수 있는 위험한 도박을 하게 된다.
이것저것 건강에 좋다는 다양한 실험에 빠지게 되는 것이다. 의사
가 포기한 상태라면 특별한 비책을 찾기보다는 먹는 양을 줄이고
적당할 정도의 운동을 하며, 몸을 늘 따뜻하게 하는 생활과 함께
가능한 작은 일에 스트레스 받지 않도록 노력하고, 입에서 나오는

> 의사가 더 이상 자신의 능력으로 치료할 수 없다는 치료포기선언이다. 자신은
> 못 고친다면서 환자가 대체의학을 찾아가면 비난을 한다. 도대체 이해할 수 없
> 는 일이 세상에는 많다.

말 한마디도 긍정적인 말을 사용하도록 해야 한다. 이것으로 당신의 병은 상당 부분 호전될 수 있다. 그러나 많은 돈을 들여서 검증되지도 않은 치유법을 찾아나서게 되는데, 이는 병을 고치려는 스트레스가 오히려 더 치명적인 문제를 야기할 수도 있음을 모르는 것이다.

문명의 변화가 의술의 변화를 요구한다

도시 문명의 발달과 더불어 우리의 생활문화도 많이 달라졌다. 가장 큰 변화로 사람들이 몸을 움직여서 결과를 얻으려는 노력을 하지 않아도 될 만큼 편리해졌다는 점이다. 특히 컴퓨터의 발달과 자동차 보급, 엘리베이터 문화는 사람의 몸보다 기계가 대신 움직여서 더 큰 결과를 산출할 수 있음을 보여주고 있다. 이같은 생활문화로 인해 이제 사람들은 자신의 몸을 좀처럼 움직이지 않으려고 한다. 기계가 대신 움직이는 것이 효과적이기 때문이다.

피부를 가꾸기 위해 맑은 공기를 찾아 휴양을 떠나기보다는 진료실에 누워 보톡스 주사를 맞는다. 자라나는 아이들은 하루 종일 열심히 뛰어다니는 대신, 간단하게 성장호르몬 주사를 맞으면서 늦은 시간까지 공부에 집중할 수 있게 되었다. 예뻐지기 위해 마음을 다듬는 사람은 없다. 대신 몸의 일부를 잘라내서 실리콘 같은 새로운 소재로 붙이기만 하면 된다.

　이같은 선택의 결과는 머지않아 드러난다. 겉은 번지르르한데 속은 썩어가는 것이다. 옆 사람은 모른다. 그래서 친구가 먼저 따라하는 것이다. 하지만 자신은 안다. 언제까지나 이럴 수는 없다는 것을. 건강에는 왕도가 없다. 사람의 몸은 기계가 대신해줄 수 없다. 몸이 무너지면 마음이 무너지고, 마음이 상처 받으면 몸이 상처 받는다.

병을 이기려면 스스로 공부해야 한다

　더불어 언급해야 할 또 한 가지 문제가 있다. '전문성'이라는 믿음직한 이름으로 자신의 책임을 남에게 맡기고, 자신의 운명마저 남의 손에 맡기는 어리석음을 범하고 있지는 않은지 되돌아보아야 한다. 대부분 가정에서는 1년에 두 번 정도 감기 환자가 발생한다. 봄철과 초겨울 환절기에 주로 일어나는데, 그때마다 병원에 간다. 의사가 처방한 약을 먹으면서 잘 낫지 않는다고 툴툴거리면서도 열흘 넘게 콜록거리며 병원을 드나든다. 해마다 겪는 일이다. 자신의 몸에 조금만 집중하면 감기가 올 것 같다는 징조를 하루나 이틀

전에 느낄 수 있다. 이때 예방을 해야 한다. 그렇지 못하더라도 매년 겪는 감기에 대해 스스로 공부해서 대처하려는 노력을 하는 사람이 매우 드물다. 그냥 의사한테 가면 된다고 당연하게 생각한다.

어떻게 의사가 내 몸을 나보다 잘 알 것이라고 여기는 걸까? 그렇게 학습된 것이다. 물론 의사는 다양한 인간군의 생명현상에 대해 전문적으로 연구한 그룹이다. 그러므로 풍토병이나 전염병, 또는 외상에 대해서는 전문가에게 조언을 구하는 것이 당연하다. 그러나 일반적인 질환에서 내 몸은 여러 몸 중의 하나가 아니다. 특히 육안으로 보이지 않는 순환기계나 내과성 질환, 정신질환 등은 의사라고 하더라도 개인적인 특성을 정확히 판단할 방법이 없다. 특히 의사 1인당 진료환자수를 극대화하려는 우리나라 병원 시스템에서는 더욱 그렇다. 따라서 전문가에게 조언을 구하고 진료를 받되 근본적으로는 병에 대한 책임이 환자 자신에게 있음을 망각해서는 안 된다.

이보다 더 큰 문제는 자신의 몸과 마음에 대해 스스로 공부해서 대책을 세워야 한다는 너무나 당연한 상식을 도저히 받아들이지 않으려는 '학습된 습관'이다. 예를 들어 모회사 영업본부장은 내일 아침 임원회의에서 발표할 자료에 대해서는 3일 동안 자료를 수집

하고 실무자 회의를 통해 엄청난 공부를 한다. 하지만 정작 생(生)과 사(死)를 결정 짓는 자신의 몸에 대해서는 그 정도의 시간도 투자하지 않으려 한다. 왜냐하면 믿고 맡길 의사가 있기 때문이다.

의사는 당신을 대신해서 고통을 받거나 죽어주는 직업이 아니다. 의사가 당신이 겪고 있는 질병을 모두 겪어본 사람도 아니다. 그는 단지 공부를 했을 뿐이고, 고통은 당신이 받고 있는 것이다. 그것을 이겨낼 사람도 당신 자신밖에는 없다. 따라서 공부해야 한다. 의사는 모든 질병에 대해 공부해야 하지만, 당신은 당신이 겪고 있는 질병에 대해서만 공부하면 된다. 그만큼 짧은 시간에 의사만큼의 지식을 쌓을 수 있다는 뜻이다. '전문가에게 맡겨라' 이 말은 자신의 생명에는 결코 적용해서는 안 된다.

찜질방에서의 응급처치

그렇다면 찜질방에서 통증을 단기간에 해소하는 비결은 무엇일까? 우선 앞서 언급한 복식호흡에 집중을 하자. 그런 다음 통증이 일어나는 부위와 반대되는 부위를 불균형 상태로 두자. 예를 들어 오른쪽 어깨가 아프다면 왼쪽 어깨를 올린다든가 하는 방식으로 왼쪽에 신경이 쏠리도록 한다. 잠시 후 오른쪽 어깨에서 느끼던 통증은 사라질 것이다. 물론 통증을 느끼지 않는다고 해서 건강해 졌다는 뜻은 아니다. 오히려 병이 더 깊어질 가능성이 높다. 그러나 극심한 통증에 임시방편으로는 괜찮은 방법이다. 땀을 쫙 뺀 후에 얼음방에 가서 오른쪽 어깨와 왼쪽 어깨를 번갈아 들어올리면서 어떤 자세에서 통증이 경감하는가 살펴본 다음 통증이 경감되는 포즈를 취하고 있으면 된다. 통증을 가라앉히는 데에는 불가마 찜질보다는 얼음방이 더 나을 수 있다.

또한 개구리 자세로 호흡하는 것도 좋은 훈련이다. 이 훈련은 5분간의 짧은 시간에 상당 시간 동안 통증을 경감시키는 효과가 있다. 다만 진통효과가 단시간에 그친다는 점에서 급성통증에 응용할 만하다. 개구리 호흡은 얼굴이 하늘을 보는 자세로 편안하게 누워 발바닥이 서로 마주 보며 닿도록 한다. 이때 무릎은 45° 정도를 유지하도록 최대한 끌어당긴다. 약 3~5분 정도만 이 자세를 유지해도 좌우골반이 균형을 잡으면서 다리를 이완시켰을 때 아주 편안한 느낌을 가지게 될 것이다. 어떤 분들은 무릎을 구부렸지만 발이 잘 당겨지지 않는다는 분들이 있다. 그런 경우에는 발을 끌어올리는 데 집중하지 말고, 양 무릎이 바닥에 최대한 닿을 수 있도록 벌려주는 훈련을 하는 것이 좋다. 이 둘은 효과면에서 거의 차이가 없기 때문이다.

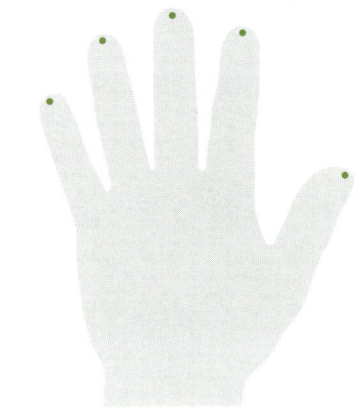

양손의 손끝을 바늘이나 사혈침으로 따준다.

　　최근 언론보도를 통해 연로한 분들이 찜질방에서 급사하는 경우가 있다는 소식을 접하게 된다. 심장질환인지 뇌질환인지 명확하지 않으나, 어떤 경우든 연로한 분들은 긴급한 경우에 대비하는 간단한 방법을 알고 있어야 한다. 혈액순환이 갑자기 빨라지거나 뇌혈관에 문제가 생기는 경우, 사혈침이나 바늘 같은 뾰족한 도구를 이용하여 손가락 끝을 사혈하는 방법이 좋다. 일단 피가 흘러야 긴급한 상황을 벗어날 수 있으므로 사지의 피가 흐르도록 한 다음 병원으로 이송하여야 한다. 이같은 처치법을 잘 활용하면 뇌졸중이나 뇌경색으로 인한 언어장애나 운동장애를 예방할 수 있다.

생각을 지배하고
스트레스를 없애는 방법

몸과 마음은 쌍둥이와 같아서 '생각'이라는 공간물질과 '호르몬'이라는 체내물질에 의해 상호 협력적인 관계를 유지하고 있다. 가령 몸이 아프면 감각기관을 통해 통증을 느끼지만, 통증이 지속되면 마음은 짜증을 내고 두려워한다. 무엇인가 기분 나쁜 생각을 지속하면 몸은 상처를 받아 통증을 유발하게 된다. 몸과 마음은 이처럼 유기적으로 협력한다. 그런 점에서 몸에 대한 연구는 마음에 대한 연구와 병행해야 하며, 현대의학이 만성질환 치료에서 벽에 부딪혀 있는 것도 '보이지 않는 것'에 대한 연구가 소홀했기 때문이다.

최근 심리학자들의 뇌연구가 활발해지면서 '생각'에 대한 연구도 괄목할 만한 발전을 이루고 있다. 그러나 아직까지 '생각'이 호흡과 불가분의 관계에 있다는 사실에 대해서는 본격적인 연구가 진행되지 못하고 있어 안타깝게 생각한다. 이는 뇌과학이 아직은 해부학적 수준을 벗어나지 못하고 있기 때문이다. 호흡은 생각이 드나드는 통로다. 호흡이 길어지면 생각이 줄어들고, 호흡이 짧아지면 생각이 많아진다. 망상과 환상은 약물이 아니라 호흡으로 치유하는 것이 옳다.

또한 호흡은 자신의 내면으로 들어가는 출입구와 같다. 가만히 앉아서 넋을 놓고 있는 것과는 다르다. 호흡은 적극적인 자기발견이며, 세계와 내가 소통하는 창구이기도 하다. 그리고 이것은 올바른 호흡을 통해서만 가능하다. 호흡이 안정되지 않으면 올바른 호흡이라 할 수 없으며, 올바른 호흡이 아니고서는 내면에 이를 수 없다. 가끔 어떤 분들이 복식호흡을 하루에 몇 시간을 해야 하는지 물어보곤 한다. 호흡을 하루에 몇 시간만 하고 살 수 있을까? 복식호흡이 무슨 수행법인 줄로 착각하는 데서 오는 질문이다.

걸음마도 못하는 어린 아기가 무더위를 피해 그늘에 누워 새근새근 잠을 자고 있다. 유심히 들여다보면 누구나 이 아기가 복식호흡을 하고 있음을 알 수 있다. 그 아기는 하루에 몇 시간 동안 복식호흡을 하는 것일까? 그만큼 어리석은 질문도 없을 것이다. 앞서 살펴본 바와 같이 찜질방에서의 복식호흡은 우리가 예상할 수 있는 것보다 훨씬 유익한 효과를 가져다 준다. 단지 몇천 원의 입장료만으로 이처럼 훌륭한 시설을 마음대로 이용할 수 있다는 것이 얼마나 행복한 일인가? 이제 우리에게 남은 과제는 보양온천과 같은 보건산업에 대한 제도적 육성 외에도 대중화된 시설을 어떻게 효과적으로 활용하도록 할 것인지 더 많은 연구와 개선을 위해 노력하는 것이다.

> **TiP 심장을 마사지해준다**
>
> 뜨거운 찜질방에서 장시간 있다가 나오면 잠깐 현기증이 난다. 이때는 즉시 얼음방으로 가서 편안하게 누워 심장 뛰는 소리를 들어보자. 아주 힘차고 빠르게 뛸 것이다. 이때 호흡을 길게 하면 갑자기 심장 뛰는 속도가 느려지게 되는데, 잠시 후에는 다시 빠르게 뛰도록 호흡을 조절하도록 한다. 심장을 빠르게 천천히 반복해서 하다 보면 평상시에도 호흡을 통해 심장속도를 조절할 수 있고, 화가 나거나 힘들 때에도 마음을 이완시키는 데 도움이 된다. 필자는 이를 항스트레스 훈련이라 부른다.

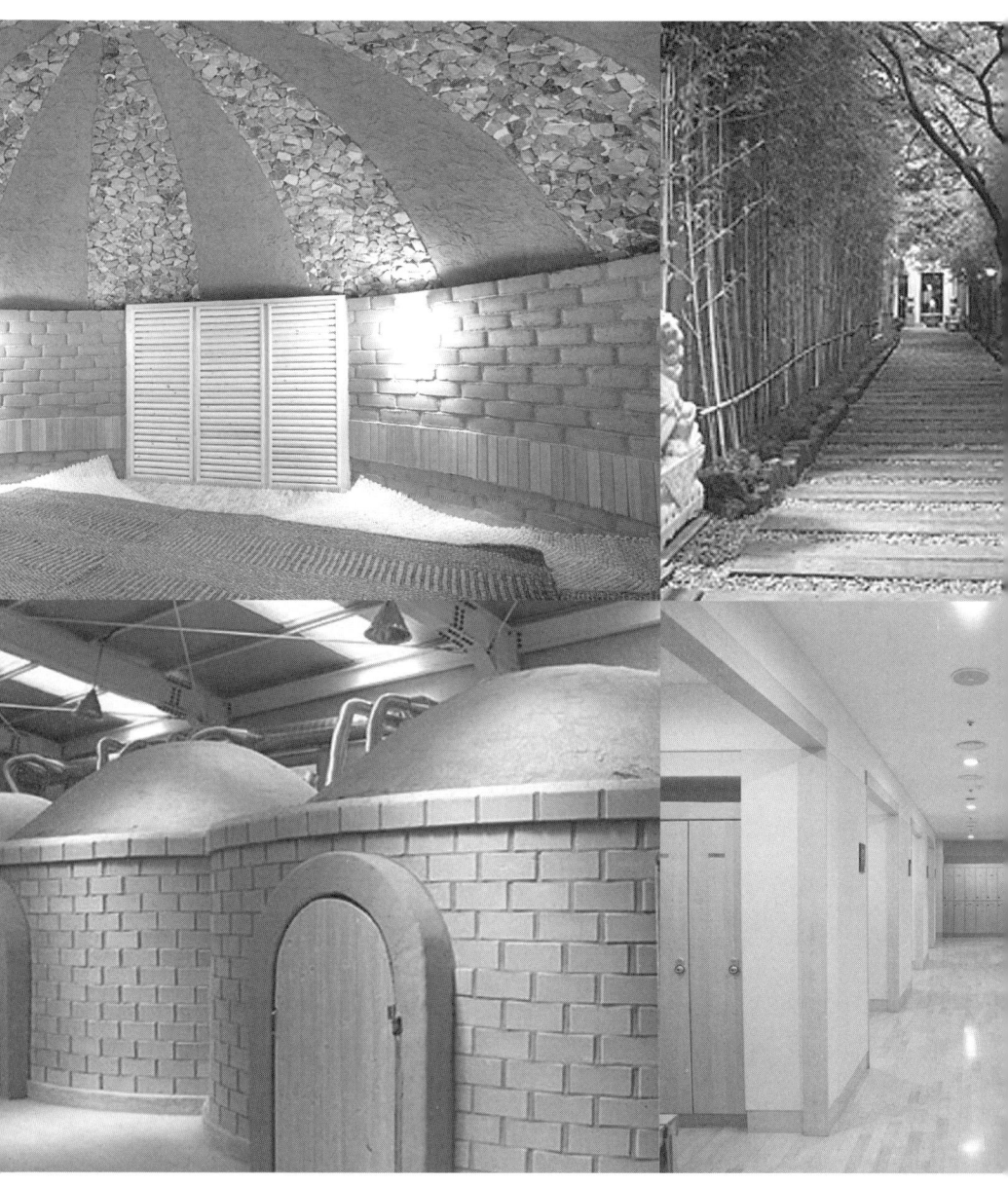

내게 맞는 찜질방 선택이 건강의 첫걸음

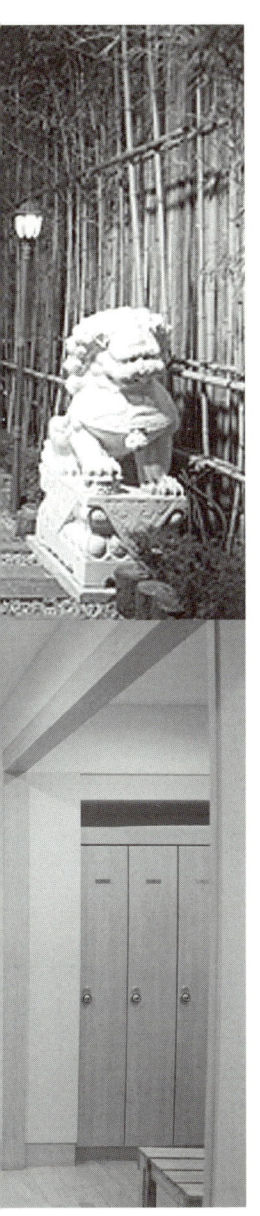

며칠 전 필자가 서울역 근처에 있는 실로암 찜질방을 방문했을 때 보았던 현판이 생각난다. '목욕칠복'이라 걸려 있는 문장이 다소 억지스러운 부분도 있으나 충분히 음미해볼 가치가 있다고 여겨 여기에 인용하고자 한다(참고 : 필자가 독자들의 이해를 돕기 위해 임의로 의역하였음).

四大無病 所生常安 勇無丁健 衆所敬仰
내 몸에 병 없고 내 자녀들 평온하여 건강하고 기운차니 뭇 사람들이 우러러보네

所生淸淨 面目端正 塵水不着 人所敬仰
내 자녀 깨끗하고 용모단정하니 먼지와 더러운 물 묻지 않

아 사람들이 우러러보네

身體常香 衣服潔淨 見者歡喜 莫不恭敬

몸은 늘 향기 가득하고 의복 정갈하니 보는 이들 기쁘고 즐거워하여 마땅히 공경하네

肌體濡澤 威光德丈 莫不敬嘆 獨步無雙

피부는 촉촉하고 윤택하며 위엄이 빛나니 존경하고 감탄하여 견줄 이 없네

多饒人從 拂拭磨垢 自然受福 常識宿命

베풀어 사람이 따르고 털고 닦아 더러움 씻어내니 복은 스스로 와서 타고난 명을 아는구나

口齒香好 方白齊乎 所說敎令 莫不庸用

입 안 가득 향기나고 하얀 이는 가지런하니 말하는 바 가르침이어서 쓰이지 않는 곳이 없네

所生之處 自然衣裳 光飾珍寶 見者悚息

내 자녀 머물 적에 자연스런 옷을 입으니 보석 같은 빛을 내어 보는 이들 두려워하네

이 글은 몸을 늘 정갈히 하고 의복을 호화롭게 치장하지 않음으로써 내 자손이 복을 누리기를 바라는 뜻이 담겨 있다. 찜질방에서 호화로운 옷을 입고 온갖 화장을 하고 있다면 참으로 우스꽝스

럽게 여겨질 것이다. 세속의 빈부가 드러날 수 없는 곳에서 자신의 건강을 돌보는 것은 축복받은 기회라 할 수 있다.

이처럼 축복의 기회라 할 수 있는 우리나라 '찜질방'이 새삼 세계적인 관심을 끌고 있다. 처음에는 단순한 호기심에서 접근하던 국내외 언론들도 이제는 점차 산업적인 측면을 부각시키고 있다. 대표적인 사례로 2009년 초에 방송되었던 모 케이블 방송국 보도가 있다. '한국식 찜질방'이 미국에 이어 유럽에서도 관심을 끌고 있다는 뉴스를 전하면서 독일에서는 핀란드식 사우나로 폐업 위기에 몰린 시립온천을 한국식 찜질방으로 바꾼 뒤부터 경영이 정상화되고 있다는 소식이었다. 반갑고 희망찬 뉴스임에도 불구하고 그럴수록 세계로 뻗어나가는 우리의 찜질 문화에 비해 국내에서의 체계적인 연구가 부족하다는 아쉬움을 지울 수 없다.

우리나라 찜질방 문화가 아직은 '한류'처럼 국제적인 조명을 받고 있는 것이 아니기 때문에 정부도 적극적인 개입을 하지 않고 있다. 그러나 몇 가지 점에서 문제 제기는 필요하다. 이는 소비자 권익을 위해서 뿐만 아니라 세계시장 진출을 위해서도 반드시 개선해야 할 문제이기 때문이다.

첫째, 찜질방 내부공사에 들어가는 원자재와 부자재, 접착재의

성분과 이 자재들의 안전성에 대해 제도적으로 보증할 수 있는가 하는 것이다. 식품안전을 위해 식약청에서 엄청난 규제를 하고 있듯이 찜질방이 목욕탕 이상의 건강 기능을 수행하려면 이에 대한 안전성이 담보되어야 한다.

둘째, 내부공사가 완료된 후 얼마의 기간 동안 새집증후군을 방지하기 위한 구체적 노력을 해야 하는가에 대한 기준을 수립해야 한다. 특히 찜질방은 밀폐된 공간이다. 환기를 어느 정도 해야 하고, 비상 대피로는 얼마나 확보해야 하는지 등에 대해 정부의 본격적인 지침이 있어야 한다.

셋째, 찜질방 운영 중에는 실내공기 수준이 잘 유지되는지, 내진, 배관, 방화대책 등은 어떠한지에 대해 지속적인 점검과 지도감독을 병행해야 한다.

넷째, 찜질방 내부에 대한 단속과 점검을 소비자들의 불만에만 맡길 수는 없다. 실내 시설이다 보니 외부 시민사회단체들은 찜질방 정보에 접근하기가 어렵다. 따라서 찜질방에 대한 정확한 정보도 차단되어 있다. 정부는 정보공개를 활성화시킬 방법을 찾아야 한다.

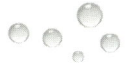

찜질방은 목욕탕이 아니다

일반적으로 찜질을 뜨거운 물이나 공기, 모래, 광물질, 온천 등에 몸을 맡겨서 땀을 흘림으로써 병을 고치는 것이라고 설명하고 있다. 찜질방에 대한 일반적인 정의는 영하 30~95℃ 정도의 냉방 또는 저·고온에서 땀을 흘리거나 냉각시킴으로써 건강을 회복하는 건강시설로서 대한민국의 대도시를 중심으로 많이 성업하고 있으며, 대부분 24시간 영업하는 건강시설로 알려져 있다.

어떤 설명이든 찜질방은 분명 목욕탕이 아니라 '건강시설'이라는 점이다. 그러나 대부분의 일반 사람들이 진화된 목욕탕 정도로 받아들이고 있어서 안타깝다. 일설에 의하면, 찜질방은 숯막 노동자들이 피로를 풀기 위해 시작했다고 하며, 목욕탕을 시초로 해서

점차 사우나와 찜질방으로 발전했다는 설이 있다. 물론 찜질방이 등장하기 전에 참숯굴 찜질이 언론을 통해 많이 소개되었던 것이 사실이고, 암환자 등 만성질환자들이 치료 목적으로 이용하기도 하였다.

> **TiP 집중력과 직관력을 강화시키는 방법**
>
> 이 훈련을 할 때에는 입천장 작은 구멍 따위는 잊어버리도록 한다. 그냥 내 몸이 원하는 가장 편한 자세로 시선은 눈썹의 중간에 두고 눈동자를 중간으로 모으자. 빛이 보일 수도 있고 암흑일 수도 있으나 그런 것도 신경쓰지 않도록 한다. 오직 호흡에 집중하되 호흡 자체도 신경쓰지 말자. 처음에는 호흡을 세어도 좋으나 잠시 후에는 세는 것도 잊어버리도록 한다. 어느 순간 잠을 자는지 깨어 있는지, 숨을 쉬는지 멈췄는지, 죽었는지 살았는지 일체의 생각이 사라질 것이다. 의식이 없어지는 순간이 가장 집중되어 있는 순간이며, 예부터 이를 '깨어 있다'라고 한다. 우울증이 심하여 자살을 기도하거나, 알코올중독으로 환각, 환청이 있는 분들에게 효과적일 것입니다. 최근 자살기도를 했던 심한 우울증 환자 한 분이 이 훈련을 한 지 1개월 만에 우울증 약을 먹지 않아도 아무렇지 않다며, 평온하게 일상으로 돌아가 가게를 개업했다는 이야기를 들었다. 그 분은 정신병원에서 퇴원한 후 자신이 매우 심각한 환자라는 것을 인정하고 받아들였다. 어떤 좋은 방법도 스스로 받아들이지 않으면 아무 쓸모가 없는 것이다.

찜질방의 시설과 물품

구조적인 면에서 볼 때 목욕탕과 사우나에 찜질방이 도입되면서 지금과 같은 대형화가 이루어졌다는 점에서 목욕탕이 시초가 되어 참숯굴을 도입한 것으로 판단하는 것이 옳다고 생각한다. 시설로는 찜질방마다 다소 차이는 있지만 대체로 사우나실과 탈의실, 불가마, 황토방, 얼음방, 휴게실, 스낵코너, 마사지실 등은 기본적으로 설치되며, 경우에 따라 소금 사우나, 옥 사우나, 비만 피부 관리, PC방, 실내 영화관 등을 갖춘 찜질방들이 있다. 운동시설로는 러닝머신, 자전거, 윗몸 일으키기 기구 등 2~3가지의 헬스 기구가 비치되어 있다.

찜질방에서 입는 옷은 자체 세탁소에서 세탁하여 탈수 및 건조

과정을 거쳐 대여를 한다. 이 과정에서 여러 사람이 이용하는 관계로 피부질환이 전염될 가능성이 있다. 대중문화로 확산되고 있는 찜질방의 기능을 고려하여 감독기관에서는 이에 대한 대응을 철저히 해

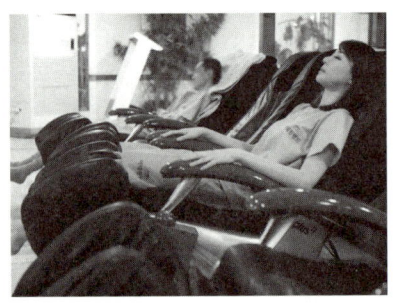

안마기에서도 턱을 당기고 무릎을 모으며 발은 11자를 유지한다.

야 한다. 이제는 가운의 사용 기간과 세탁 및 건조과정에 대한 매뉴얼을 작성하여 찜질방 운영이 표준화되도록 노력할 필요가 있다. 이같은 점을 참고로 하여 본 장에서는 휴식용으로 알려진 찜질방에는 어떤 것이 있으며, 기본적으로 갖춰진 내부 시설을 어떻게 이용하는 것이 건강관리에 효과적인지 말하고자 한다.

자연치유의 기본요소 중의 필수요소가 물과 공기다. 공기는 식물이 많은 산이나 들이 오히려 찜질방보다 훨씬 유익하다. 따라서 필자가 찜질방을 잘 활용하라고 주장하는 것은 결국 물과 뜨거운 공기를 잘 이용하라는 의미다. 그 중 물에 관하여 스위스의 자연의학자 포겔 박사가 쓴 구절을 알아보자.

모든 종류의 물이 똑같은 전장을 갖고 있는 것은 아니며, 똑같은 치료

효과가 있는 것도 아니다. 이러한 결과는 물 속에 포함되어 있는 점토나 검은 진흙과 같은 성분에서 기인하는데, 이런 것이 전하에 영향을 미친다. 물론 물속에 수용성으로 녹아 있는 미네랄도 약효를 나타내는 성분이 될 수 있다. 이러한 미네랄은 주로 땅속 깊은 곳에서 물이 흘러 나오거나, 광물층을 흘러 지나갈 때 물속에 스며든다. 목욕을 하거나 물을 마실 때 효과를 나타내는 것은 바로 이러한 물질들이 있기 때문이다. (중략) 만약 당신이 류마티스나 관절염 또는 발이 붓는 질병으로 고생한다면, 온도가 37℃ 정도 되는 발 씻는 물에 한 숟가락 정도의 천일염을 넣고 15~30분 정도 담갔다가 씻으면 효과가 있다.

찜질방 내부시설의 유형

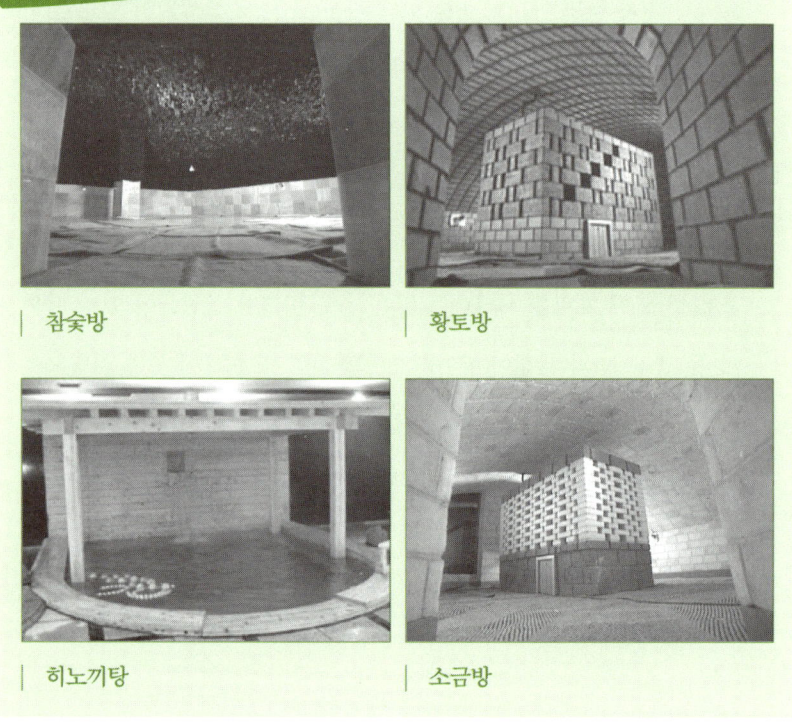

| 참숯방 | 황토방 |
| 히노끼탕 | 소금방 |

자료제공 : 이태원랜드

불가마 찜질

일반적으로 불가마 찜질방은 찜질방 중에서 가장 뜨거운 곳이다. 대체로 지붕이 둥근 모양이나 육면체 모양을 하고 있으며, 황토나 기능성 광물질로 내벽을 장식하고 있다. 내부 온도는 90~150℃에 이르며, 상층부는 뜨겁고 바닥은 시원한 편이다. 이는 공기의 대류작용에 의한 것으로 뜨거운 공기는 위로 가고 차가운 공기는 아래로 내려오기 때문이다. 그래서 처음 불가마 찜질방에 들어가면 누워 있는 것이 호흡하기에 편하다. 하지만 2~3분 지나면 복사열에 의해 별 차이가 없게 된다.

소나무로 단을 쌓아서 직접 불을 붙이는 불가마가 있는데, 이같은 행위는 안전을 더욱 고려해야 한다. 참나무는 소나무보다 연기가 많이 나는 특징이 있어 도심지 불가마에서는 가능한 사용하지 않는 것이 좋다. 소나무를 사용하는 경우라도 수증기가 외부로 나가는 것을 차단하여 나무가 타면서 내뿜는

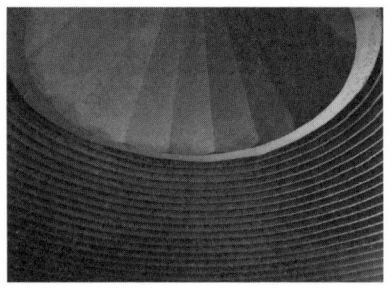

| 불가마

유독가스와 발암물질을 수증기로 중화시키는 방법 등을 반드시 준수해야 한다.

 비록 황토나 기능성 광물질로 내벽을 처리하여 원적외선 방사를 증가시켜 우리 몸의 자가치유 능력을 향상시키는 이점이 있다고 하나, 만의 하나 유독가스나 발암물질을 완전히 제거하지 못한다면 그로 인한 해악이 훨씬 치명적이라는 사실을 잊지 말아야 한다.

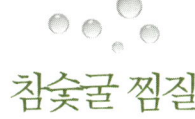

참숯굴 찜질

참숯굴이란 참나무, 굴참나무 등을 고온에서 태워 숯을 생산하고자 황토로 만든 굴을 말한다. 참숯굴은 얼마나 고온에서 태우는 가에 따라 백탄과 검탄이라는 두 종류의 숯을 생산하게 된다. 일반적으로 1,300℃ 이상에서 완전연소된 숯을 '백탄'이라고 부르며, 700~900℃ 정도에서 불완전연소된 숯을 '검탄'이라 부른다.

백탄은 육안으로 보았을 때, 흰색 그을음이 많으며, 검탄은 흰색 줄무늬가 보이지 않는다. 백탄을 1주일 내내 생산하기 위해서는 참숯가마 6~7개가 필요하다. 숯을 빼낸 다음 일정 기간은 숯가마를 식혀야 하는데, 하나의 숯가마가 식는 동안에 다른 가마에서 계속 숯을 생산하게 된다. 숯을 빼낸 가마는 초고온 상태로 사람이 들어갈 수 없다. 그러나 2~3일 정도 지나면 거적대기를 뒤집어 쓰고 들어가 숯가마 내부에서 발생하는 원적외선으로 몸 안의 병을 치료한다고 알려져 있다.

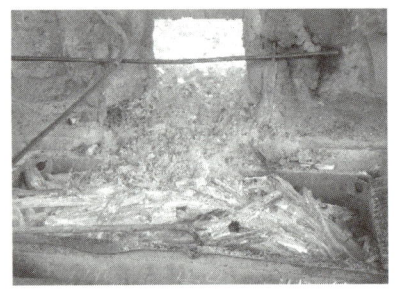
| 참숯가마

그러나 최근에는 찜질 손님을 받기 위해 불완전연소 상태에서 숯을 빼내어 손님들을 들어가게 하는 업주들이 있다고 하여 우려스럽다. 참숯굴은 잘 이용하면 2,000~5,000원 정도의 싼 가격에 자가치유를 할 수 있는 반면, 불완전연소 상태에서는 다양한 발암물질이 발생하여 치명적인 결과를 초래할 수도 있음을 알아야 한다. 특히 도심지에서 실제로 참숯을 태우는 불가마는 사실상 집중적인 단속과 점검이 필요하다고 생각한다.

대마 저온 찜질

일반적으로 대마에 대한 우리들의 잘못된 인식은 '대마초'로부터 비롯된다. 대마초는 19세기 초 중국과 중동에서 유럽으로 퍼졌으며, 19세기 중반 미국으로 수출되었다가 1937년 미국에서 불법화되었다. 우리나라에서는 1960년대 중반부터 미군들을 통해 들어왔으며 환각 목적의 흡연물질로 알려졌으며, 1970년대 중반 청년층을 중심으로 급속히 번져나갔다. 그러나 최근 몇 년 동안 연예인 등에 의한 대마초 합법화 주장이 일고 있기 시작했고, 치료용 대마 사용에 대해서는 처벌을 완화해야 한다는 주장도 힘을 얻고 있다. 예를 들어 구청장 허가사항을 신고방식으로 전환하면 대마에 대한 재배와 연구가 활발해질 것이고, 대마와 관련된 산업도 크게 부흥하게 될 것이라는 주장이다.

최근에는 대마로 만든 저온 찜질방이 대마 건강식품과 더불어 보급되기 시작했다. 보통 찜질방이라고 하면 불가마방을 연상하는 데 비해, 저온 찜질방은 아주 낮은 온도

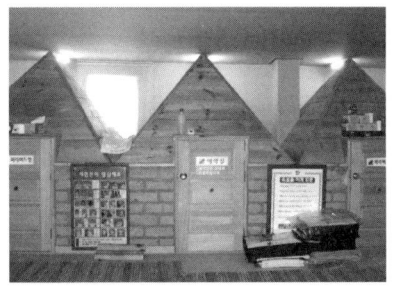

| 대마 찜질방(자료제공: 탬프리코리아)

이므로 산소방처럼 편안하게 즐길 수 있는 이점이 있다. 그러나 저온 찜질방이라 해서 얕보면 후회한다. 볼품없는 도심지에 움막 같은 곳이라 별 기대를 하지 않았던 이들은 대마의 효능에 놀라움을 금치 못한다. 처음에는 시원한 느낌이지만 조금만 지나면 땀이 비 오듯 하지만 냄새는 나지 않는다. 이것을 삼베의 효능이라 생각해도 무방할 것이다.

대마(hemp)에는 원적외선 방출로 깊게 숙면에 이르게 하는 성분이 함유되어 있다. 그래서 불면증이나 우울증으로 고생하는 분들은 대마 찜질방을 즐겨 찾기도 한다.

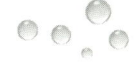

광물 원적외선 찜질방

불가마 찜질 이전에 이미 건강 치유를 목적으로 황토, 맥반석, 옥돌, 게르마늄 등 광물질을 달군 뒤 나오는 방사열을 쬐는 방법이 활용되어왔다. 참숯굴과 마찬가지로 광물질이 고온에서 방사하는 원적외선으로 신체 내부의 염증과 독소를 제거하기 위한 것이다.

한때 녹주 맥반석이 선풍적인 인기를 끌면서 중년층 주부들의 발길이 끊이지 않는 명소가 되기도 하였다. 특히 질병이 심한 이들은 정강이 부분의 피부가 터지면서 독소를 배출하는 경우도 있어 보는 이들을 섬뜩하게 만든다. 그럼에도 이용객이 몰리는 것은 그만큼 치유효과가 뛰어나다는 반증이기도 하다. 지금도 맥반석 찜질 이용객이 많지만, 건강제품 등으로 수입 다변화를 추구하면서 점차 찜질방 고유의 기능을 상실하고 있는 것 같아 안타깝게 생각한다.

사우나 기능 외 복합적인 문화공간을 갖춘 일반적인 찜질방과 달리 대체로 간단한 시설에 광물질 고유 기능에 충실한 점이 특징이다. 그러나 점차 복합문화공간으로 꾸미는 곳도 늘어나고 있어서 기대해볼 만하다.

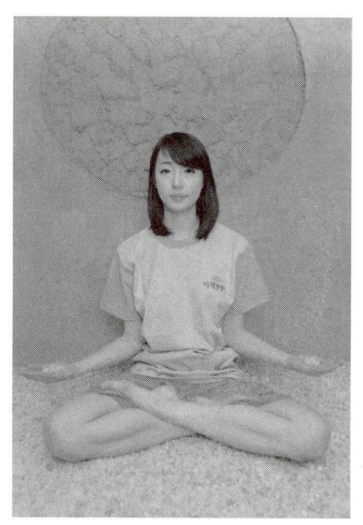

결가부좌 상태에서 손 위에 소금이나 광물질을 올려놓고 경락을 풀어주는 모습.

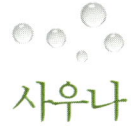

사우나

'사우나(sauna)'라는 말은 핀란드어로 '땀을 빼는 방'이라는 뜻이다. 핀란드는 워낙 추운 지방이라 땀을 뺄 일이 없으므로 이렇게 해서라도 노폐물을 배출시키려는 지혜였을 것이다. 보통 5시간 정도 불을 지펴 돌이 뜨거워지면 물을 뿌려서 이때 발생하는 수증기를 활용해서 사우나를 하는 방식이다. 그래서 핀란드식 사우나를 '열을 가한 돌 위에 물을 끼얹어 생긴 수증기로 목욕을 하는 것'이라고 되어 있다. 이같은 사우나는 헤로도투스가 묘사한 목욕에서 유래되었는데, 그는 중앙 유라시아에 있는 시티아 주민들이 가열된 돌 위에 물과 삼씨를 끼얹어 사람을 도취시키는 수증기를 만든다고 했다.

핀란드식 사우나

지난 2010년 8월 9일 인터넷에는 '세계 사우나 챔피언대회'에 참가한 남성이 대회 이틀날 사망하는 사고가 발생했다는 보도가 신속하게 게재되었다. 1999년부터 시작하여 매년 핀란드에서 열리는 이 대회는 30초마다 뜨거운 물 0.5리터를 부으면서 온도를 높이다가 마지막까지 버티는 사람이 승리하는 방식이다. 당시 결승까지 진출한 두 사람 모두 110℃의 사우나에서 경합을 시작한 지 6분 만에 정신을 잃고 쓰러져 응급실로 이송됐지만, 60대 러시아 남성인 블라드미르 라디젠스키는 결국 사망했다.

사우나의 발상지 핀란드. 핀란드 하면 떠오르는 이미지가 '산타클로스의 마을'이라는 것과 '사우나의 나라'일 것이다. 인구 530만 명에 불과한 이 나라의 사우나는 전국에 대략 200만 개나 있고, 파티도 사우나에서 할 정도로 일상생활이 사우나라고 할 만하다. 그래서인지 핀란드에서는 매년 100여 명의 사람이 사우나를 이용하다 숨지고 있다. 핀란드의 사우나 사랑이 지나쳐 지난 2008년에는 사우나 곤돌라까지 생겨났다고 한다.

핀란드인들은 호숫가와 협만(峽灣) 근처에 나무로 된 울을 짓고 그 안에 납작한 돌을 선반처럼 쌓은 후 밑에서 나무로 불을 때어

돌을 가열한다. 돌이 뜨거워지면 찬물을 그 위에 끼얹어 증기를 만들었다. 증기가 있는 오두막에서 목욕하는 사람들은 피부가 벌겋게 되어 따끔거릴 때까지 자작나무 가지나 노 같은 것으로 몸을 두들겼다. 그런 다음 찬물에 뛰어들거나 겨울에는 눈에서 뒹구는데, 심한 체온의 변화가 순환기능에 좋은 효과를 가져오는 것으로 생각했다. 이같은 핀란드식 증기 목욕탕을 습식 사우나라고 한다.

건식 사우나의 경우에는 실온은 80~100℃이지만 건조하기 때문에 화상을 일으키지 않는다. 하지만 금속 물질을 몸에 지니고 들어가면 금속이 열을 받아 뜨거워지기 때문에 굉장히 위험하다. 또한 급격한 온도 변화에 의해 몸에 악영향을 미칠 가능성이 높기 때문에 몸상태가 좋지 않은 사람이나 고혈압 환자, 유아도 사우나에 들어가는 것을 삼가야 한다.*

우리나라에서 최근 유행하고 있는 불가마 찜질방도 참숯굴이나 맥반석 사우나에 핀란드식 사우나를 가미한 것이라고 볼 수 있다.

| 출처: 브리태니커 백과사전

일본의 온천욕과 니시요법

 일본은 온천문화가 대단히 발달한 나라이다. 그래서인지 자연의학도 온천을 중심으로 다양하게 연구되었다. 일본의 대표적인 자연의학 이론인 니시요법을 소개함으로써 일본인들이 온천을 통해 어떻게 건강을 관리했는지 알아보자.

 와타나베 쇼는 1921년 일본 야마나시현에서 출생하여 의학박사 학위를 취득하였으나, 대증요법에 치우친 현대의학에 의문을 품고 약에 의존하지 않는 독특한 의료활동을 실천하여 자연의학의 세계적 권위자가 되었다. 그가 주장하는 대표적인 실천법이 '아침식사를 뺀 1일 2식' 등 식이요법과 풍욕, 냉온욕 등으로 대표되는 목욕법이다. 아침식사를 뺀 1일 2식은 필자도 효과적임을 주장하지만, 생과일 주스를 중심으로 하는 와타나베 쇼와는 다소 상이하다. 다만 이 책에서는 식이요법이 중요한 것이 아니므로 이번 장에서는 찜질방과 관련이 깊은 풍욕과 냉온욕을 살펴보자.

 풍욕을 하는 목적은 온몸의 피부를 통해서 대기와 교감하여 좋은 공기는 피부를 통해 흡수하고 나쁜 불순물과 독소를 몸 밖으로 배출하는 것이다. 사람은 폐호흡을 주로 하지만 피부호흡도 호흡의 일정한 부분을 담당하고 있으며, 또한 피부를 통해서 수분 배출함으로써 몸속의 노폐물이 제거되고 대기 중의 좋은 산소를 피부를 통해 흡수하는 역할을 하고 있다는 것이 근거가 된다.

니시요법은 풍욕을 통해 몸을 인위적으로 따뜻하게 하거나 차게 하는 것을 반복함으로써 면역력을 증가시키는 것이다. 풍욕을 할 때에는 큰 창문이 있는 내실과 이불을 준비한 뒤 속옷까지 모두 벗은 알몸 상태에서 이불을 덮고 벗고를 반복하면서 대기와 호흡하는 것을 원칙으로 삼는다. 이불을 젖힐 때는 반드시 창문을 열고, 이불을 덮을 때는 창문도 같이 닫도록 하고 있다. 쉽게 말해 바람과의 마찰을 통해 냉온욕을 하는 방식이라 할 수 있다.

아마도 복식호흡에 익숙하지 않았기 때문일 것이라 짐작된다. 호흡을 통해 외기와 내기가 교류를 한다면 굳이 위험한 풍욕이라는 방식을 사서 하지는 않았을 것이다. 일전에 어느 약학박사가 추운 날에 냉수마찰을 하다 한사(寒瀉)가 깊이 침투하여 죽는 줄 알았다는 말이 새삼 떠오른다.

냉온욕은 바람이 아닌 물을 이용해서 냉탕과 온탕을 오가면서 면역력을 증강시키는 방법이다. 냉탕과 온탕을 각 1분씩 얼굴을 제외한 전체를 담그며, 냉탕은 약 15℃ 정도로 맞추고 온탕은 약

42℃ 정도로 맞춘다. 풍욕이나 냉온욕을 한 뒤에는 따뜻한 차를 마시면서 몸을 풀어준다.*

우리나라 사우나

우리나라에서는 일반적으로 '온도가 높고 습도는 낮은 공기속에서 목욕하는 것'을 일컫는다. 다시 말해 뜨거운 공기를 쏘임으로써 신체를 따뜻하게 해주는 것이다. 몸이 더워지면 혈액 순환이 좋아지고 신진대사가 활발해진다. 습식 사우나실에는 맥반석이나 옥 등을 넣어 뜨겁게 달구면서 가끔씩 그 위에 물을 끼얹어주며 사우나를 한다. 건식 사우나는 황토 등으로 벽을 꾸미고, 바닥에는 기능성 소금 등을 깔아 70~100℃의 고온에 앉아 있으면 황토 성분이 활성화되어 각종 독소를 배출시킴으로써 몸이 건강해지는 것으로 알려져왔다.

최근에는 우리 사회에 내력을 알기 어려운 반신욕 열풍이 불어 닥쳤다. 일부에서는 반신욕이 심각한 질환을 유발할 수 있다고 주장한다. 필자의 기억으로는 모 대기업 회장이 반신욕을 즐겨 무병

| 출처 : 월간암 2009년 6월호

장수한다는 소문이 있었던 것으로 기억되는데, 반신욕의 역사에 대해서는 필자도 정확히 알지 못한다. 다만 '두한족열(頭寒足熱)'이라는 한의학적 원리를 응용한 것이 아닌가 추정된다. 두한족열(頭寒足熱)은 '머리는 차게 하고, 발은 따뜻하게 해야 한다'는 건강원리로, 만약 머리가 뜨거워지고 발이 차가워지면 중증의 질환에 노출된 것으로 판단한다. 이 논리는 역으로 '발이 따뜻해지면 머리는 차가워질 수밖에 없다'는 의미도 되는데, 반신욕은 하반신을 따뜻하게 함으로써 머리를 차갑게 유도하는 것이다. 이를 '수승화강'이라고 부른다. 차가운 성질의 물은 위로 올라가고 뜨거운 불의 성질은 아래로 내려보내야 음양이 서로 화합하여 건강을 유지한다는 동양의학의 기본 이론이라 할 수 있다.

참고로 모 한의원에서는 입욕 전에 상온 상태의 생수를 마신 다음 20~30분 정도 미지근한 물에 입욕을 하며, 도중에 물이 식으면 온수를 붓고, 목욕 후에는 양말을 신어서 보온을 유지할 것을 권하고 있다.

넓은 저온 찜질방 활용법

찜질방에서 저온이라 함은 보통 60℃ 이하를 일컫는다. 일반적으로 가장 뜨거운 불가마 찜질이 몸에 좋을 것이라 여기지만, 실제로 얼마나 뜨거운가 하는 것은 건강과 상관이 없다. 뜨거운 찜질이 좋다는 인식은 참숯굴에서 비롯된 바가 크다. 참숯굴은 초고온에서 발생한 원적외선과 음이온이 인체를 투과하면서 체온을 상승시켜 각종 유해균을 제거하는 원리에 바탕을 두고 있다. 그러나 도심의 찜질방은 참숯굴만큼 초고온 상태를 유지할 수 없거니와 불가능하다. 따라서 불가마에서 얼마나 많은 양의 원적외선이 방사되는지 알 길이 없다.

일반적으로 전기를 꽂아서 열을 가하는 방식에서는 참숯굴만큼의 강력한 원적외선을 방출하기 어렵거니와 전자기장 형성으로 인해 오히려 건강을 해칠 우려도 있다. 따라서 도심의 찜질방을 이용할 때에는 60~80℃의 찜질방에서 30분 이상 머물며, 다양한 광물질에서 방사하는 음이온이나 원적외선을 쬐는 것이 더 좋을 수 있다. 이같은 결과는 필자가 6명의 여성을 대상으로 한 다이어트 실험에서도 잘 나타난다. 간이체지방계로 측정한 결과 저온 찜질방에서 30분 정도 머무는 것이 불가마 찜질방에서 15분 정도 머무는 것과 큰 차이가 없다는 것을 확인할 수 있었다. 따라서 호흡곤란과 탈수증상이 수반될 수 있는 불가마 찜질보다는 오히려 60~80℃의 저온 찜질을 적극 권하고 싶다. 보통 이런 저온 찜질방은 공간이 넓은 특징이 있다. 공간이 넓기 때문에 오히려 걸으면서 호흡하는 방법을 선택할 경우 명치끝에 누적된 가스를 배출할 수 있고, 위장과 소장이 평온해지는 기분도 만끽할 수 있을 것이다.

포겔 박사는 어떤 자연요법으로도 치료하지 못했던 자신의 병을 복식호흡으로 치료하게 된 과정을 다음과 같이 설명하고 있다.

건강한 몸을 가졌음에도 불구하고 어떤 문제들은 당신의 마음을 심란하게 만들고, 그 결과 우리 몸의 주요 기관의 면역력이 약해지기 시작한다. 심지어 기능이 멈출 수도 있다. 이런 일이 내게도 일어났다. 가장 뛰어난 방법의 식이요법을 실천하고 있음에도 위장이 나빠지기 시작한 것이다. 고창이 생기더니 숨을 쉬기가 어려워졌고, 심장에도 문제가 생기기 시작하더니 결국 충수염이 발생했다. 나를 진단한 동료 의사는 두려운 마음으로 수술을 권하였다.

그러나 나는 오직 당근주스를 마시며 단식을 시작했고, 더불어 뜨거운 물로 물치료를 병행했다. 그 결과 다소 나아지긴 하였으나 큰 진전은 없었다. 이것저것 생각을 하던 와중에 복식호흡을 선택하게 되었다. 처음에는 숨을 내쉴 때 배가 나오고 들이마실 때 배가 들어가도록 하였으나, 잘못된 선택임을 알게 되어 들이마실 때 배가 나오고 내쉴 때 배가 들어가는 순서로 바꾸었다. 시간이 얼마 지나지 않아 고통은 상당히 줄었고, 가스가 빠져나가면서 크게 호전되었다. 이런 트레이닝을 시작한 초기에는 조금 피곤한 기분을 느꼈고, 가벼운 근육통증도 수반되었지만 곧 몸 전체에 특이한 온기가 밀려왔다. 그러면서 심장 부위의 통증이 사라졌는데, 매일 복식호흡을 한번, 두 번, 세 번, 네 번으로 점점 증가시켜나갔다. 호흡 시간도 5분, 10분, 15분으로 늘려나간 결과 공기를 가슴 부위에까지 채울 수 있게 되어 초기보다 두 배의 공기를 들이마실 수 있게 되었다.

복식호흡의 결과 신체적인 면에서 가장 좋아진 것은 복부 근육이었다. 복부근육이 보다 강해지면서 횡격막과 소화기관이 좋아졌다. 더 이상 통증을 느끼지 않았으며, 수주 동안 나를 괴롭혔던 염증도 사라졌다. 의심할 여지없이 자연요법이 커다란 도움을 준 것이다. 만약 호흡운동

을 하지 않았다면 그런 성공을 거두기는 어려웠을 것이다. (중략)

올바른 호흡법은 두뇌에 좋을 뿐만 아니라 복부와 몸 전체에도 좋은 영향을 주고, 교감신경과 부교감신경의 활동을 자극한다. 이같은 구조는 뇌 없이도 활동이 가능한 것으로 알려져 있는데, 우리 몸의 모든 기능은 이처럼 올바른 호흡에 의해 좌우된다. 그래서 기관지가 이미 손을 쓸 수 없을 정도로 퇴화되지 않았다면 심호흡을 통해서 심지어 천식까지 치료할 수 있다.

변비를 고치기 위해 정기적으로 자연식을 섭취할 때 올바른 호흡법을 병행하면 훨씬 쉽게 고쳐진다. 야윈 사람들은 올바른 호흡법을 통해 살이 찌거나 유지될 수 있다. 군살은 식이요법과 병행할 때 보다 쉽게 빠지겠지만, 굳이 병행하지 않더라도 올바른 호흡법만으로도 보기 좋은 몸매를 가꾸는 데 성공할 확률은 50% 정도에 이른다.

특히 여성들이 호흡을 올바르게 한다면 대부분의 복부 질환과 종양 등을 막을 수 있으며, 신경이 울혈되는 증상도 사라지기 때문에 해산하기도 쉬울 것이다. 아이들이 학교에서 올바른 호흡법을 배운다면 폐, 가슴 횡격막은 적당히 발달하고, 호흡기 질병뿐만 아니라 비만이나 그외 밝혀지지 않은 질병까지도 고칠 수 있을 것이다.

여러분은 올바른 호흡법이 다른 모든 치료의 성공을 마무리하는 유일한 방법임을 알고 있는가? 만약 그렇다면 '호흡은 곧 생명'이라는 원리를 깨닫게 될 것이다.

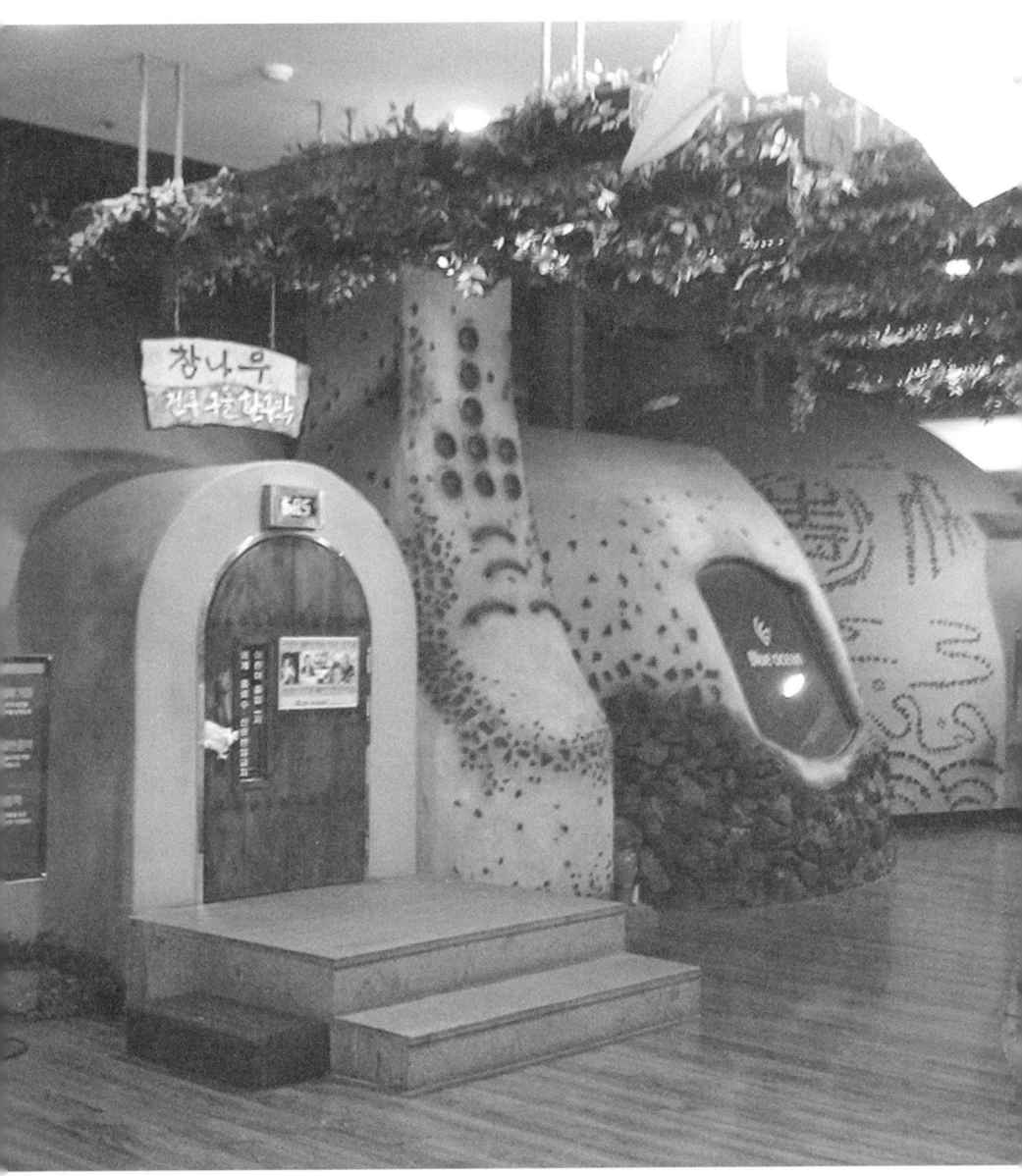

찜질방 다이어트

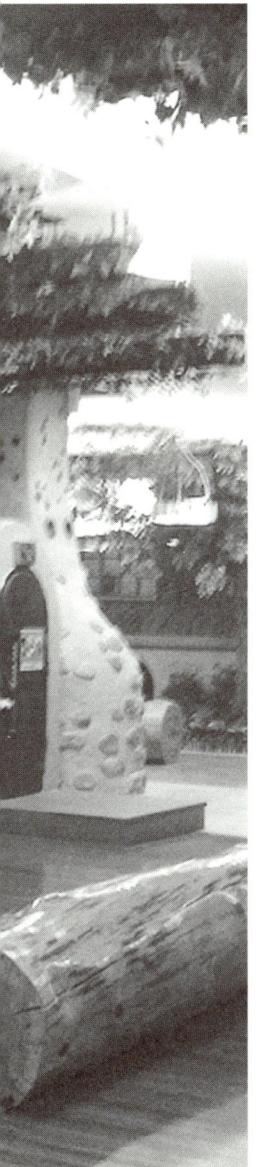

대부분의 전문가라고 자처하는 분들이 찜질방이나 사우나에서는 우리 몸 안의 수분만 빠질 뿐 사실상 다이어트 효과는 없다고 말한다. 체중 감량은 소위 '착시현상'이라며, 무리할 경우 탈수로 인한 부작용이 더 크다고 주장한다. 이런 분들은 체중이 감소하는 것도 수분이 빠졌을 뿐이지, 실제 체지방은 빠지지 않는다고 말한다. 그러나 이것은 지나친 억측이다. 필자가 여러 해 동안 거의 1주일에 한 번씩 찜질방을 다니면서 검토한 결과, 체지방을 가장 쉽게 빼는 방법으로 찜질방보다 더 좋은 경우는 없다고 확신한다.

물론 단식을 통해 체지방을 빼는 경우도 많다. 어느 것이 효과적이라고 말할 수는 없으나 거의 비슷한 수준의 체지방 감량 효과가 있을 것으로 추정된다.* 헬스를 해서 살을 빼면 당장은 체중이 줄어들지만, 요요현상으로 인해 더 살이 찌는 경우가 많다고 한다. 헬스는 체지방을 빼는 대신 피로물질로 인해 근육이 생기게 되고, 운동을 그만둘 경우 근육의 피로물질이 금세 체지방으로 전환되면서 생기는 현상이다.

그러나 찜질방에서 체지방이 빠지는 것은 고온의 열이 복부로 흘러 들어가면서 체지방을 녹이므로 가장 확실한 다이어트 효과가 있다. 물론 여기서 전제조건은 복식호흡을 해야한다는 점이다. 흉식호흡은 수분탈취만 있을 뿐 체지방 감량과는 별 상관이 없다. 그러나 복식호흡으로 찜질을 할 경우에는 얘기가 달라진다. 만약 의심되는 분이라면 실제로 해보면 될 것이다.

찜질방에서 하룻밤을 자고 다음 날 체중이 줄어든 것을 확인한 후, 자신의 심리상태를 체크해보자. 식욕이 증가했는가, 감소했는

찜질방에서 복식호흡을 통해 체지방이 감량되는 수치는 간단하게나마 실험한 적이 있으나, 단식을 통해 체지방이 감량되는 수치는 필자가 실험한 적이 없어 '추정된다'는 표현을 사용하였다.

가? 식욕이 당기지 않는다. 이유는 체지방 감량으로 인해 공복 상태에서도 음식물을 섭취했을 때와 비슷한 수준의 포만감을 느끼기 때문이다.

이제 여러분과 함께 한의학에서 보는 비만과 해독요법에서 보는 관점을 비교하여 찜질방 다이어트의 효과를 설명하고자 한다.

한의학에서 보는 비만

필자가 4년 전 취재과정에서 만난 모 한의사가 쓴 글에 의하면, 한의학에서는 비만의 원인으로 기허형(氣虛形) 비만과 기체형(氣滯形) 비만, 담음형(痰飮形) 비만, 비습형(脾濕形) 비만, 위열형(胃熱形) 비만, 어혈형(瘀血形) 비만이 있다고 했다.

기허형 비만이란 우리 몸을 움직이는 데 근본이 되는 힘인 기(氣)가 부족한 것으로 주로 원기가 부족한 것을 말한다. 선천적인 부족, 소화 장애로 인한 영양 결핍, 흡수된 영양소를 몸의 각 부분으로 운송하는 기능 부족, 폐 기능 저하로 인한 원기 부족 등으로 생기게 된다. 기가 부족하게 되면 지방대사 작용 등의 신진대사가 잘 이루어지지 않아 비만을 유발하게 되는데, 활동 후나 운동 후에 더욱 피로감을 느끼는 특징이 있으므로 이런 체질은 인삼차, 백하수오차 등으로 다스린다고 한다.

기체형 비만이란 기의 흐름에 장애가 생긴 것을 말한다. 주로 정신적 고통, 고민, 긴장과 같은 과도한 스트레스로 인해 발생하게 되고, 기체(氣滯)가 생기면 지방대사 작용, 혈액순환, 기기(氣) 순환이 정체되어 비만이 발생하고 가슴이 답답하고 막히는 증상, 소화불량, 원인을 할 수 없는 다양한 형태의 통증, 대소변 장애 등이 나타나며, 신경만 쓰면 더욱 심해지는 특징이 있다. 이런 체질은 기기의 흐름을 원활히 해주면서 비만을 치료하는 한약, 운동법, 호흡법 등이 좋고, 청피, 진피(귤껍질), 지실, 지각차 등을 음용하면 좋다고 한다.

세 번째로 담음형 비만이란 병적인 원인에 의해 생겨난 비정상적인 체액 및 물질이 원인이 되어 생긴 비만을 말한다. 담음이 장(腸)에 있으면 가스가 많이 차고 장에서 소리가 나며, 위(胃)에 있으면 위 속이 항상 그득하고 배고픔을 느끼지 않으며 먹지 않아도 살이 안 빠지고 두통, 구역질, 변비, 설사, 생리불순, 월경통 등을 동반하는 경우가 많다. 이런 비만은 질병에 의한 중증 비만에 속하며 근본 원인을 치료하는 것이 중요하며, 청피, 길경(도라지), 차, 지각,

지실 등을 음용하도록 권하고 있다.

비습형 비만이란 비(肥, 소화기계)의 각종 기능이 저하되어 인체의 영양대사가 원활하지 못해서 생긴 비만을 말한다. 주로 음주과다, 육류, 기름진 음식, 인스턴트 음식 등을 많이 먹는 다식, 과식 등의 식생활 장애에서 생기며, 몸이나 머리가 몹시 무겁고 부종, 피로, 무기력, 식욕 부진 등이 동반되는 중증 비만이다. 이런 비만은 비장의 기능을 회복시켜야 치료할 수 있으며, 의이인(율무), 창출, 백출차 등으로 다스린다고 한다.

위열형 비만은 위장에 열이 많다는 것으로, 위열이 있는 사람은 음식 욕구를 참지 못하는 폭식형 비만이 많다. 보통 스트레스 등으로 울체가 일어나 풍열이 발생하여 위장에 영향을 미치거나, 부적절한 절식, 단식으로 위장에 손상을 주거나 위장에서 열을 발생시키는 술, 고기, 기름진 음식 등을 많이 먹어서 나타나며, 죽염, 감잎, 곽향차 등이 있다.

어혈형 비만은 타박상으로 인해 체내 출혈이 생겼거나, 기혈이 약해서 순환이 제대로 되지 않을 경우, 혈액과 조직액 등이 체내에 몰려서 병리적인 증상을 일으키는 것으로 과로나 스트레스도 어혈을 유발시키는 주요 인자 중 하나다. 대체로 순환이 안 되어서 피가 맑지 못하고 끈끈해지면서 담(痰)의 원인이 되기도 하며, 중풍이나 종양, 고지혈증 등 성인병을 유발하기도 한다. 양방 검사에서는 이상 소견이 발견되지 않으나 항상 몸이 물에 젖은 듯 무겁고 피곤하며, 여기저기 결리는 곳이 많으면서 아픈 부위가 여기저기로 이동하고 다친 적이 없는데도 이유 없이 멍이 잘 드는 경우에 '어혈'로 인한 질환을 의심할 수 있다. 여성의 경우에는 생리혈이 덩어리처럼 뭉쳐서 나오고, 생리통이 심해지는 경우가 많으며, 먹는 양에 비해서 살이 잘 찌고 잘 부으면서 건강하지 못한 여성 중 어혈이 원인이 되는 어혈비만이 많다고 한다.

그러나 4년여가 흐른 지금 되돌아보면 과연 비만의 원인을 이렇게 많이 분류할 필요가 있는가 하는 생각이 든다. 지나친 분류는 '건강'이라는 목적보다는 질병을 '치료'한다는 수단에 집착하도록 만들 가능성이 있으므로 필자는 체질이론에 대해 의구심을 가지고 있다. 한의학적으로는 기혈론[*]과 음양론[**]만으로도 충분한 치유의 방편이 되리라 생각한다.

★ 기혈론 : 기(氣)는 혈(血)을 끌고 간다는 말이 있다. 피는 심장근육의 펌프질에 의해 평생 자동으로 움직이는 자동펌프 순환방식이 아니라 기라는 것과 어떤 힘에 의해 연결되어 순환한다는 주장이다. 기나 혈의 속도가 맞지 않으면 질병이 발생한다는 것으로 기허와 기체, 혈허와 혈체(어혈)을 설명할 수 있다. 비만도 기혈론만으로 설명할 수 있다는 것이 필자의 주장이다.

★★ 음양론 : 우리 몸은 음기(陰氣)와 양기(陽氣)의 끌어당기는 힘과 밀치는 힘에 의해 유지된다는 이론으로 양기(陽氣)는 따뜻하여 아래에 머물면서 위로 올라가려 하고, 음기(陰氣)는 차가워서 위에 있으면서 아래로 내려가려는 힘이 작용한다. 그러나 양 기운 중 어느 한 기운이 강할 경우 질병이 발생하며, 특히 같은 기운끼리 뭉쳐서 균형을 잃을 경우 비만이 발생할 수 있다는 것이 필자의 주장이다.

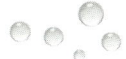

배독과 해독의 관점에서 보는 비만

해독은 우리 몸의 조직과 기관에 자리잡은 독소를 해소시키는 것을 말하며, 배독은 이같은 독소를 소변이나 대변 또는 땀 등으로 배출하는 것을 말한다. 따라서 배독 행위도 넓은 의미에서는 해독에 포함되므로 굳이 구분할 필요는 없다고 생각한다. 몸을 해독하면 우리 몸 안의 세포가 왕성하게 활동함으로써 독소가 생기더라도 바로 해독할 수 있는 힘을 가지고 있다는 뜻도 포함된다.

예를 들어, 대장에 숙변이 쌓이면 장내 가스를 만들어내고 이로 인해 체압이 높아지면서 속이 더부룩해지거나 구취, 고혈압이 생기게 된다. 또한 장내 가스는 간장의 장애를 유발하고 심장병의 원인이 되기도 하며, 혈액을 혼탁하게 하므로 만병의 원인으로 작용하게 된다. 특히 소장의 발효과정에서 생긴 가스는 방귀나 트림의 형식으로 배출되거나 폐동맥 등으로 재활용되지 못하면, 숨을 들이마시는 과정에서 신선한 산소와 충돌을 일으키게 되어 명치끝에 묵직한 느낌을 주게 된다.

이같은 가스의 저항은 숨을 깊이 들이마시지 못하도록 방해하는 요인이 되며, 심할 경우 각 기관을 파괴하여 경직과 염증을 유발하기도 한다. 이처럼 체내 독소는 겉으로 드러나면 '병'이 된다. 따라서 보이지 않는 체내 독소를 해소시키는 것을 해독(Detox Therapy)이라고 부르며, 인체 내에 쌓인 독성물질과 노폐물을 배출시켜 질병을 치료하고 예방하는 방법으로 각광을 받고 있다. 본래 인체에 들어온 독성물질은 신장과 간, 오줌, 대변, 호흡 등을 통하여 자연스럽게 배출된다. 그러나 산업의 발달에 따라 화학 물질이 증가하고 각종 중금속은 물론 술이나 담배, 카페인 등의 물질, 마약류 등 불법독성 물질이 만연하여 인체가 독성물질을 자연스럽게 배출하기에는 한계가 있다. 독성물질이 인체에 쌓이면 면역 기능과 호르몬 기능이 저하되고 신경 및 정신질환, 암 등 여러 가지 증상을 야기하므로 운동요법, 식이요법, 발열요법, 단식요법 등 다양한 방법을 통해 해독하고 있다.

이처럼 해독이론은 우리 몸이 건강해질 수 있는 충분한 방법을 제시했다는 점에서는 평가받을 만하지만, 체내 독성이 생기는 원인에 대해서 아직까지 명확한 해답을 제시하지 못하고 있다. 또한 질병의 원인으로 독성 못지않게 독성을 제거하는 개인별 능력이 다르다는 사실에 대해 설명하지 못한다. 개인별 차이를 면역력이라는 이름으로 두루뭉술하게 넘어가는 것도 옳은 자세가 아니다. 무엇보다 그 과정에서 발생할 수 있는 다양한 심리적 부작용에 대해서는 대안을 제시하지 못하고 있다. 몸이 병들면 마음도 병든다. 따라서 몸이 건강해지면 마음도 자연스럽게 건강해지는 것으로 우리는 알고 있다. 그러나 몸은 건강해졌는데 마음이 그대로인 상태라면 여기서 중요한 불균형이 일어나게 된다.

필자가 말하는 '불균형'이란 몸은 건강해졌는데 마음은 집착과 아집이라는 울타리 속으로 들어가는 현상을 일컫는다. 그리고 이 같은 집착과 아집은 또 다른 형태의 질병을 유발하게 된다. 몸과 마음이 주고 받는 상호작용의 실마리를 제대로 풀지 못한다면 몸은 고쳤는데 마음은 더 깊은 질곡으로 빠지는 우(憂)를 범할 수 있다. 세상에는 자칭 도사들이 많다. 홀로 자신을 세상과 격리시킨 채 겹겹의 성을 쌓아 알아듣지도 못할 말들을 주절거린다. 그들은 실로 대단하다. 못 고치는 병이 없고, 모르는 것이 없다. 미래를 투

시할 뿐만 아니라 공중부양에 축지법은 기본이다. 그러나 본 사람은 없다. 단지 자신의 말을 믿어야 할 뿐이다. 이런 유의 사람일수록 자신의 아성을 견고히 쌓아 쉽게 화를 내고 논쟁을 즐기며, 스스로의 감정을 잘 제어하지 못한다. 타고난 성격이 다혈질이라서 그런 것이라는 말은 단지 이들의 변명에 지나지 않는다. 그런 점에서 해독이론은 아직은 미완의 이론이다.

다이어트에 가장 효과적인
찜질방 다이어트

앞서 살펴본 바와 같이 비만의 원인과 치유방법에는 다양한 이론과 사례들이 있다. 그 중 어느 것이 가장 효과적인지를 일률적으로 제시한다는 것은 어렵다. 각 개인의 특성에 따라 적용하는 방법도 다르기 때문이다. 그러나 필자가 주장하는 찜질방 다이어트는 부작용이 없다는 점과 비만의 공통된 원인을 두루 포괄하고 있다는 점에서 어떤 다이어트 방법보다 탁월하다고 생각한다.

원래 필자가 연구하고 있는 것은 모두 9단계의 트레이닝으로 구성된 '자기관찰법'이다. 하지만 이 프로그램은 일상생활에 적용하기에는 무리가 따른다. 공기 맑은 곳에서 자연친화적인 주거환경을 기본 전제로 단식을 병행하기 때문이다. 무엇보다 트레이닝 과정에서 의식적, 무의식적 부작용이 있으며, 자칫 잘못 받아들이면 사회와 담을 쌓고 아집에 빠져 망상의 덫에 빠질 수 있기 때문이다. 너무 방대할 뿐만 아니라 자칫 잘못 받아들이면 혹세무민할 우려가 있고, 책을 읽는 것만으로는 혼자서 연습할 수 없는 한계가 있어 주저하고 있었다. 그러다가 출판사의 제안으로 단식(斷食)과 소식(小食)이라는 식사법, 복식호흡이라는 호흡법, 걷기 운동과 복식호흡을 병행하는 행식(行息)법, 찜질방 고유의 특성인 온열과 복식호흡을 병행하는 온열호흡법, 각종 장애물과 운동기구를 활용한 호흡법 등으로 찜질방 건강법을 독자들 스스로 혼자 할 수 있도록 구성하기로 하였다.

앞서 찜질방을 제대로 활용하는 방법에서 언급하였지만, 따로 찜질방 다이어트를 언급하는 것은 다이어트에 관심이 많은 분들을 위한 고려가 있었기 때문이다. 또한 다이어트 외에도 우리 몸이 건강해진 이후 마음과 몸의 불균형을 어떻게 다스릴 것인지에 대한 대안을 책의 말미에서 간단하게나마 제시하고자 한다.

굶어도 빠지지 않는 것은 과잉 가스 때문이다

우리는 지금까지 비만의 원인을 과식 또는 영양과잉 등으로 알아왔다. 필자 또한 근본적으로 이에 반대하지는 않는다. 그러나 다이어트를 시작하면 이런 식의 두루뭉술한 논리는 사실 필요가 없다. 거의 도움이 되지 않기 때문이다. 필자의 경험으로 미루어 비만의 원인은 음식의 과잉섭취가 아니라 식후 발생하는 '과잉 가스'가 주된 원인이다. 음식물을 발효시키는 과정에서 발생하는 가스는 우리의 생명을 유지하는 중요한 요소가 된다. 그러나 재활용되지도 못하고 배설되지도 못한 채 체내에서 순환기계를 막고 있는 가스야말로 비만뿐만 아니라 각종 체내 독소의 직접적인 원인이 된다. 살이 빠질 때에도 체내에 누적된 가스가 먼저 빠지면서 체지방과 체중 감량이 일어나는 것으로 보더라도 이는 확실하다. 물론 음식을 먹지 않으면 이같은 과잉 가스는 발생하지 않는다.

만약 당신이 열흘을 굶더라도 살이 빠지지 않는 체질이라면 그것은 체질의 문제가 아니라 바로 당신의 몸을 틀어막고 있는 가스가 문제인 것이다. 따라서 다이어트를 위해서는 먼저 기존에 누적된 가스를 빼낸 다음, 추가적인 가스의 발생을 억제하는 것으로 시작해야 한다. 그렇다면 기존의 누적된 가스는 어떻게 뺄 것인가? 관장은 이런 경우에 직접적이고 효과적인 해답을 준다. 하지만 잦은 관장은 다른 형태의 질병을 유발한다는 점에서 바람직한 방법은 아니다. 그 결과 최근에는 천연약물로 구성된 관장식품(또는 장

청소 음료)이 인기를 얻고 있다. 누적된 가스를 뺀 다음에는 음식을 금하고 미네랄 음료를 섭취하는 방식으로 가스 발생을 원천적으로 차단할 필요가 있다.

복식호흡은 단전호흡이 아니다

찜질방은 공중이 모이는 장소이다. 그만큼 실내 공기가 오염되어 있을 가능성이 있다. 따라서 공기 중의 미세입자를 방어할 기능이 없는 입으로 숨을 쉬게 되면 좋지 못한 환경에 노출될 우려가 높다. 따라서 찜질방 다이어트의 가장 기본은 코로 숨을 쉬는 것이다. 그러나 흉식호흡으로는 다이어트에 충분할 만큼의 뜨거운 기운을 체내로 이동시킬 수 없다. 많은 양의 뜨거운 공기를 몸 구석구석에 전달하여 신체조직 사이에 자리 잡은 독소를 해소하기 위해서는 복식호흡을 필수적으로 연습하여야 한다.

복식호흡을 연습할 때 가장 중요한 것은 경추에서 기운이 자연스럽게 오르내리도록 하는 것이다. 이를 위해 몸을 만져주기도 하고(마사지), 때려주기도 하며(수타법), 등을 밀기도 하고(괄사법), 둥근 막대로 등을 자극하기도 하면서 기운이 오르내릴 수 있도록 길을 만들어준다.

복식호흡은 배로 하는 호흡을 말한다. 숨을 들이마실 땐 배가 불룩 나오고, 숨을 내쉴 때는 배가 쏙 들어간다. 들이마신 숨이 가슴을 타고 내려가는 것처럼 느껴지면 숨길이 잡히지 않은 것이다. 그냥 배가 들락날락하는 느낌만 있어야 숨길이 열리는 것이며, 숨길이 열려야만 부담 없이 찜질방 다이어트를 시작할 수 있다. 숨길은 여러 가지로 나뉘어지는데 다이어트를 할 때에는 굳이 어느 길로 숨길을 잡아야 하는지는 중요하지 않다. 다만 가슴으로 타고 내려가는 것은 억지로 복식호흡을 했을 때 생기는 현상이므로 이를 금하는 것이다. 특히 호흡과 관련하여 여러분이 잊지 말아야 할 가장 중요한 사실이 있다. 스위스 출신의 포겔 박사가 그의 저서 『The Nature Doctor』에서 언급한 내용을 그대로 인용하여 알려드리고자 한다.

체온을 몇 도 올려주면 인위적인 열이 생겨서 자연스럽게 노폐물을 연소시킬 수 있다. 이런 점에서 형이상학의 아버지인 파르메니데스가 한 말을 떠올리지 않을 수 없다.
'나에게 열을 낼 수 있는 힘이 있다면 나는 모든 질병을 고칠 것이다'.
실제로 체온을 올려줌으로써 일반적으로 가능하다고 생각하는 것보다 훨씬 많은 치유효과를 낼 수 있다. 체온을 40℃ 혹은 41℃로 올리게 되면 열에 약한 발병인자들이 파괴된다.

다시 말해, 파르니데스가 찾고자 했던 인위적인 열은 우리 몸 내부에서 언제든 만들어낼 수 있는데 바로 그 열이 뱃속에서 엄마와 주고 받았던 '탯줄' 자리에 존재한다는 것이다.

이것은 잊지 말아야 한다.

배꼽은 탯줄을 잘라낸 외부의 증표일 뿐, 탯줄의 이음새는 그 아래에 있다.

이곳은 따뜻하게 유지되어야 한다.

그리고 따뜻하게 유지하는 방법에 대한 답을 제시하고자 필자는 이 글을 쓴 것이다.

단식을 숨길을 여는 가장 빠른 방법

아무리 적게 먹더라도 먹은 이상 가스는 발생하게 되고, 발생된 가스는 아무리 소량이라 하더라도 복식호흡을 방해하는 저항을 하게 된다. 따라서 가스를 뺀 다음 최소한 3일 정도는 단식할 것을 권한다. 다시 한 번 말하지만, 단식은 단순히 살을 빼게 하는 것이 아니라 호흡을 제대로 하기 위한 가장 기본적인 훈련이다.

단식은 호흡을 부드럽게 할 수 있도록 숨길을 열어주는 역할을 한다. 밤새 노폐물을 분리하느라 고생한 우리 몸이 본격적인 배독을 시작하는 것이 아침이다. 그래서 아침에는 가능한 가벼운 식사를 하거나 따뜻한 음료를 마시는 것으로 끝내는 것을 권하고 싶다. 아침에 탄수화물을 섭취하면 장내에 가스가 발생하여 오전 내내 더부룩하거나 복식호흡을 하는 데 지장을 받게 된다. 재삼 강조하거니와 복식호흡은 다이어트뿐만 아니라 몸의 건강이 마음의 건강으로 전환하는 데 필수적인 요소이므로 어떤 것도 복식호흡을 방해하는 수준이어서는 안 된다. 따라서 아침식사로는 식이섬유가 풍부한 바나나 등으로 요기를 하거나, 누룽지* 등으로 대신하는 것이 좋다. 반면 따뜻한 물을 충분히 마셔서 공복감을 느끼지 않도록 하고, 밤새 모아진 노폐물을 배설하기 좋도록 도와주는 것이 좋다.

찜질방에는 먹을 것과 마실 것이 많다. 차가운 팥빙수나 시원한 식혜, 맛있어 보이는 찌개를 두고 먹지 않기로 작심하는 것은 어렵다. 그러나 이런 유혹을 못 이겨서 포만감이 생기도록 먹으면 반드시 후회하게 된다. 배가 불러서 숨을 쉬기가 어렵기 때문이다. 그

누룽지는 밥과 다르다. 식물성 음식은 태우면 약(藥)으로 쓸 수 있다. 밥을 먹고 체한 사람은 밥을 태워서 먹으면 체한 것이 내려가는 데, 이것이 누룽지의 원리다. 쉽게 말해 전통적인 소화제라 할 수 있다. 그러나 동물성 음식은 태우면 독(毒)이 된다. 생선이나 고기는 태워서 먹으면 건강을 해친다.

렇다고 해서 무리하게 단식을 할 필요는 없다.

 찜질방의 특성상 단식이 아니더라도 충분할 만큼의 체지방 분해는 가능하기 때문이다. 다만 찜질을 하고 난 다음에는 필연적으로 식탐이 줄어들게 되는데, 이때 평소 습관을 못 이겨서 평상시대로 식사를 하는 것은 금해야 한다. 몸이 요구하는 양을 넘어서 무리하게 과식을 하면 문제가 생기기 마련이다. 따라서 찜질과 함께 몸이 요구하는 수준의 소식을 하는 것이 찜질방 다이어트의 요령이라 할 수 있다.

 복식호흡이 잘 되지 않거나 뱃속에 이물감을 느낄 경우에는 식용 아주까리 기름이나 관장약 등을 복용하여 속을 비운 뒤에 복식호흡을 하면 아주 쉽게 부드러움을 느끼게 될 것이다. 다이어트 기간 중에는 늘 보온병에 따뜻한 차를 가지고 다니면서 수시로 마시는 것도 도움이 된다. 시중에 필수 아미노산이 풍부한 다이어트용 음료가 많이 나와 있으므로 이런 것을 사서 따뜻하게 해서 마시는 것도 요령이라 할 수 있다.

걸으면 가스가 빠지고 살도 빠진다

이처럼 관장과 단식을 병행한다 하더라도 2~3일 만에 쉽게 가스가 빠져나오지는 않는다. 장기간 몸속 구석구석에 누적된 가스가 방귀나 트림 형태로 나오려면 가장 효과적인 훈련으로 걷기 훈련을 권하고 싶다. 필자의 경험으로 가스 제거에 가장 좋은 방법은 걷는 것이다.

걷는 것만으로 살이 빠질까? 아주 잘 빠질 뿐만 아니라 피부탄력을 유지하면서 빠지므로 몸매와 몸의 아름다움을 동시에 추구할 수 있다. 특히 식사를 조금이라도 한 후에는 1~2시간 정도 걸어주는 것만으로도 먹은 양 이상의 다이어트를 할 수 있다. 특히 걸으면서 복식호흡을 하게 되면 장내 가스가 요동을 치면서 트림으로 뿜어 나오게 되는데, 비록 힘들고 거북하더라도 계속해서 해주면 워킹이 끝난 뒤에 느끼는 상쾌함은 대단할 것이다. 걷는 자세와 요령은 이미 앞에서 설명했으므로 굳이 중언부언하기보다는 걷기 훈련을 할 때 사물을 인식하는 자세를 이야기해보자. 이것은 우리가 명상에 진입할 때 아주 중요한 변수가 된다.

넓고 아늑한 찜질방에 혼자 있으면 한약재도 눈에 띄고, 기능성 암반으로 디자인된 벽면이며 천장까지 우리의 눈을 즐겁게 한다.

그러나 트레이닝을 위해 들어온 사람이라면 이런 시각적 즐거움에 마음을 빼앗겨서는 안 된다. 사물의 빛과 색에 빠지다 보면 마음의 움직임을 예측할 수 없다.

필자는 남산 둘레길을 자주 걸어다녔는데, 형형색색의 꽃이 피고 개울 물소리가 청량함을 더해준다. 그러나 이런 사물의 색과 빛에 시선을 빼앗기다 보면 눈의 즐거움은 더하겠지만 정작 마음의 허허로움은 막을 길이 없다. 따라서 우리는 평소 '걸으면서 사물을 객관적으로 인식'하는 연습을 하는 것이 필요하다. 지나친 감성과 느낌은 잘못하면 충동조절 장애나 대인기피증을 유발할 수 있으므로 자신의 감정에 빠져서 사물을 인식하는 것은 극복되어야 한다. 사물을 있는 그대로 보는 연습이 이루어진 뒤에 사물에 감정을 이입하는 것은 문제가 없겠으나, 이런 훈련이 안 된 사람이 사물에 감정을 이입하다 보면 스스로를 추스리지 못하는 상황이 생길 수도 있으니 유의해야 한다.

걷다 보면 여러 가지 생각이 날 수 있다. 그러나 그럴수록 호흡에 집중하여 한 호흡의 길이를 길게 하다 보면 잡생각은 사라진다. 이것을 일컬어 '호흡은 생각을 따라서 일어난다'고 하는 것이다. 생각은 공간을 흐르는 에너지가 인체의 파장과 만나면서 기존에 가지고 있던 정보(기억)와 결합되어 생성되거나 아주 우연히 전혀 새로운 정보를 생성하기도 한다. 보통 인체의 파장과 더불어 호흡의 길이나 파동의 높낮이가 생각에 지대한 영향을 미친다.

여러분은 이 훈련을 통해 호흡이 길어지면 생각이 적어진다는 사실을 알게 될 것이다. 호흡이 길어지는데도 생각이 많아지거나 줄어들지 않는 것은 주로 기억을 통해 인위적으로 생각을 만들어 내는 경우다. 이를 '고민'이라고 할 수도 있고 '상상'이라고 할 수도 있겠다. 이런 현상은 습관적으로 일어나는 것이므로 걸으면서 호흡에 집중하다 보면 없는 생각을 일부러 하는 경우는 사라지게 된다. 다시 말해 습관을 개선할 수 있다는 의미다. 걸으면서 다이어트를 하는 것은 이처럼 몸과 마음의 연결고리를 자각하는 과정이므로 찜질방 내에서나 밖에서 수시로 워킹 훈련을 하여 싱싱한 몸을 만드시길 바란다.

특히 60~70℃ 정도의 조용하면서 따뜻한 찜질방에서 뒷짐을 지고 호흡에 집중하며 천천히 걷노라면, 일상의 번잡함으로부터 벗어나 고요함이 주는 즐거움에 푹 빠질 수 있을 것이다. 1주일에 하루라도 싫은 소리든 좋은 소리든 모든 소리로부터 벗어나 홀로 자신 속에 잠겨보는 것도 새로운 활력을 가져다 줄 것이다.

장애물을 활용한 다이어트

요즘에는 소금 찜질방이라고 하여 기능성 소금이나 암염을 깔아두는 경우가 많다. 이 소금은 바다에서 가져온 것이 아니라 히말라야 산맥 등 산에서 가져온 것으로 암염이라 부른다. 마치 자갈처럼 딱딱한 것이 특징이다. 히말라야가 바닷속에 잠겼을 때 존재했던 소금이 그대로 남아 있는 것이다. 밟으면 발바닥이 아플 정도로 불규칙하게 분쇄되어 있는데, 조금 걸으면서 호흡에 집중하다 보면 통증은 금세 사라진다. 물론 이것은 건강한 사람의 경우에 해당하며, 건강하지 못한 사람은 발바닥의 특정 부위에 계속해서 통증

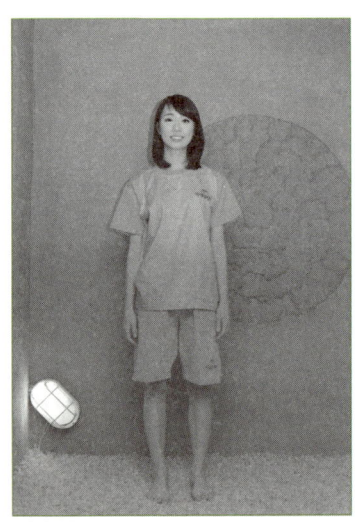

소금방(저온 찜질방)에서 걸을 준비를 하는 모습(발을 11자로 한다).

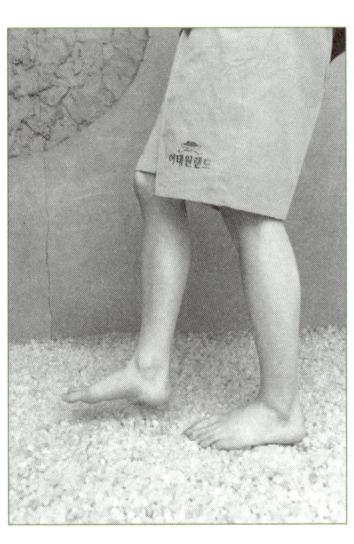

발은 11자를 유지하되 무릎을 조금 구부려준다.

을 느낄 것이다. 이를 통해 자신의 몸 어디가 안 좋은지 확인할 수 있으며, 나아가 통증 부위를 계속 자극하다 보면 덤으로 몸의 아픈 부위마저 통증이 경감되는 복을 누릴 것이다.

찜질방 다이어트를 마무리하면서 다시 한 번 포겔 박사

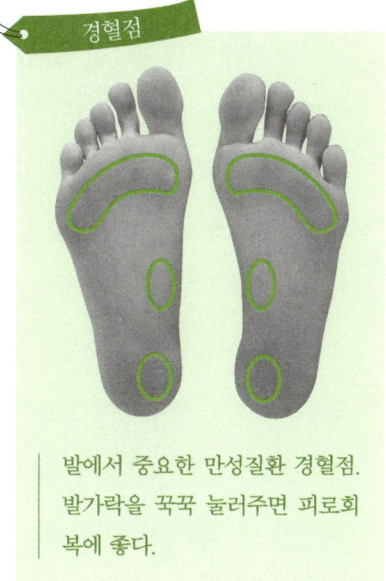

경혈점

발에서 중요한 만성질환 경혈점. 발가락을 꾹꾹 눌러주면 피로회복에 좋다.

의 글을 인용하고자 한다. 필자가 본문에서 포겔 박사의 글을 계속 인용하는 것은 해부학 전성시대에 몇 안 되는 세계적인 생리학자가 3대를 거치며 축적된 노하우가 스며 있기 때문이다. 더불어 그의 저서가 대단히 방대하여 충분히 납득할 수 있는 검증된 주장이라 여겼기 때문이며, 특히 물과 공기, 호흡 등 가장 기본적인 치료 수단을 등한시하지 않았기 때문이다.

비만 문제를 해결할 방법을 결정할 때에는 먼저 비만의 원인을 규명하는 것이 선행되어야 한다. 비만이 주로 부적절한 식사습관과 과식에 의해 초래된다는 것은 의심의 여지가 없지만, 적게 먹는데도 불구하고 먹는 양에 비해 체중이 훨씬 증가하는 것은 내분비선에 문제가 있기 때문이다. 만일 이같은 내분비선 기능의 문제가 젊어서부터 있었다면 생식선이 제대로 발육하지 못했을 가능성이 높다. 이같은 경우 살이 엉덩이와 허리에만 찌고 팔다리에는 찌지 않는다.

여성의 경우 맵시 있어 보이는 모양 대신 가슴에 엄청난 양의 지방이 축적된다. 이런 형태의 비만은 식이요법이나 그밖의 체중 감량 과정을 통해 성공적으로 치료할 수 없다. 이런 사례는 생식선을 자극해야 하고, 뇌하수체뿐만 아니라 갑상선에도 주의를 해야 한다. 화분(꿀벌의 꽃가루)이 효과적인 자극제로 쓰일 수 있는데, 다만 혈압이 높은 사람은 사용해서는 안 된다. (중략)

해수욕도 좋은 효과를 나타낸다. 특히 비만형인 사람이 해수욕을 하면 식사량을 줄이지 않아도 체중 감량에 효과가 있을 것이다. 바다가 갑상선과 성선을 자극하여 활성화시키므로 초과 체중과 지방질은 줄어들 것이며, 그 결과 전체 신진대사에도 좋은 영향을 주게 된다. 이 모든 것은 몸매를 좋게 하며, 어떤 사람들에게는 날씬해지는 것도 충분히 가능하다. (중략)

특히 해초를 섭취하는 식이요법을 병행하면 다이어트에 큰 도움이 될 것이다. 또한 맥아는 난소 기능을 규칙적으로 만들어주기 때문에 뚱뚱한 사람들은 살이 빠지게 만들어주고, 마른 사람의 경우에는 살이 찌도록 만들어주는 효과가 있다.

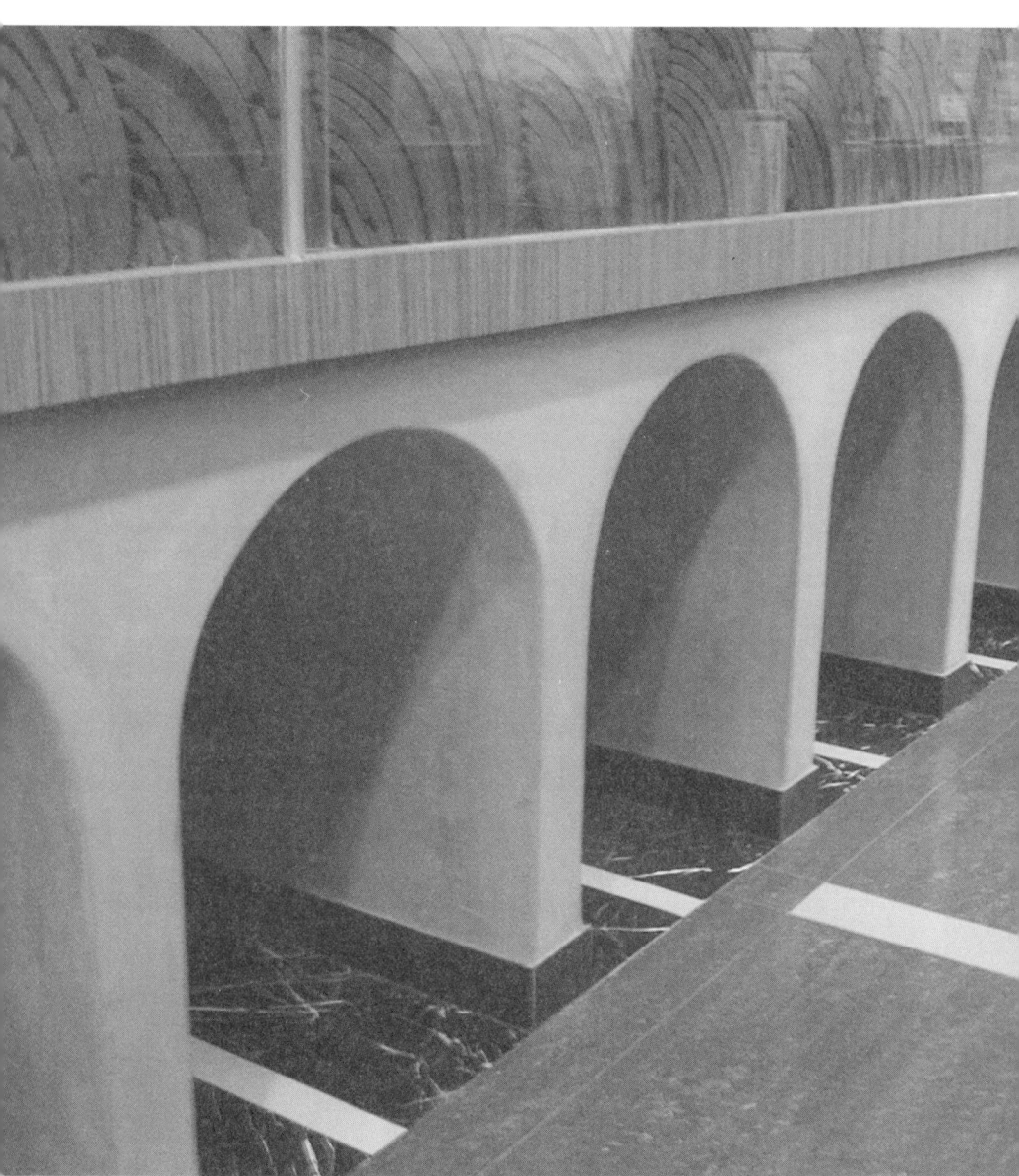

다이어트 효과 실험과 생활 프로그램

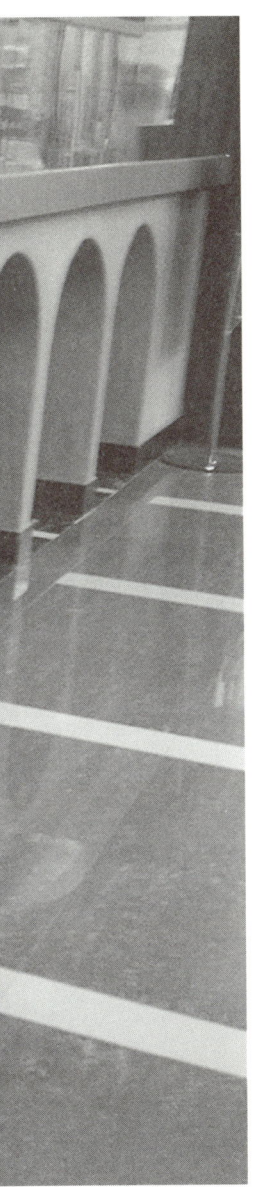

이번 장에서는 복식호흡을 통해 실제 체지방 감량이 어느 정도 개선되는지를 알아보고자 한다. 이 실험은 2010년 9월 5일(토) 15시부터 9월 6일(일) 11시까지 20시간 동안 6명의 일반인 여성이 참여하였고, 한의학 박사과정에 있는 연구원이 참석하여 연속적인 복식호흡과 응용 프로그램을 공개적으로 실시하였다. 실험에 사용한 체지방율과 체지방량, 비만도 검사기기는 OMRON사에서 제조한 체지방계 HBF-300을 사용했으며, 이 기기는 체지방률 및 체지방량 측정계기로 허가를 받아 시중에 판매하는 제품이다.

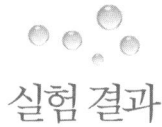

실험 결과

먼저 실험에 참가한 대상자의 특성은 〈표1〉과 같다. 〈표1〉의 1차 측정치는 실험 대상자들이 관악구청 앞에 집결한 후 복식호흡에 대한 지식이 전혀 없는 상태에서 곧바로 실시한 수치이다. 일반적으로 여성은 체지방률이 20~25%이면 정상, 25~30%이면 과체중, 30~40%이면 비만, 40% 이상이면 과비만이라고 판정하고, 남성의 경우 체지방률이 15~20%이면 정상, 20~25%이면 과체중, 25~35%이면 비만, 35% 이상이면 과비만이라고 한다.

〈표1〉 실험 전 참가자별 체중 및 체지방

구분	성별	연령(만)	신장(cm)	체중(kg)	체지방률(%)	체지방량(kg)	비만도 여	경비만	비만
①	여	41세	160.0	65.0	31.2	20.3			1
②	여	51세	160.0	57.0	29.4	16.8	3		
③	여	16세	161.0	63.0	32.3	20.3		2	
④	여	41세	158.0	63.0	35.8	22.6			1
⑤	여	42세	157.5	70.2	36.6	25.7			1
⑥	여	40세	160.0	54.8	24.1	13.2			1

비만도는 항목별로 1, 2, 3으로 구분하며, 1은 가장 낮고, 3은 가장 높다.

〈표2〉에서 2차 실험은 9월 5일 19:10~20:00까지 찜질방 입실직후 실시한 것으로 측정도구는 실험전 도구를 그대로 사용하였다. 2차 측정은 관악구청 앞에서 집결 후 바로 실시한 1차 측정에 비해 복식호흡을 실시한 다음 찜질방으로 도보로 이동하여 실시한 것으로 16세 여성과 51세 여성은 체지방에서 각각 600g과 1kg의 괄목할 만한 감량 결과를 보여주고 있다. 〈표2〉에서 3차 실험은 찜질방에서 복식호흡을 활용한 고온사우나를 실시한 다음 날인 9월 6일 09:00~10:00까지 측정한 것으로 측정도구는 실험 전 도구를 그대로 사용한 결과이다.

실험의 조건

실험의 심층적인 결과를 도출하기 위해 일반인을 대상으로 찜질을 하기 전 2시간 동안 산책을 실시했다. 복식호흡에 있어서 복식호흡 방법과 구체적인 응용 운동 외에도 복식호흡의 체지방 감량 효과를 충분히 인지시켰다. 실험에 참가한 이들은 9월 5일 저녁식사를 순두부 백반으로 섭취하였고, 22시 30분에 팥빙수를 먹었으며, 음용하는 물은 섭씨 40℃ 정도의 따뜻한 물을 수시로 마시도록 하였다. 모두 고온 사우나에서 20분씩 3회를 실시하도록 하였으며, 식사량과 수분섭취 등의 외계변수를 최소화하기 위하여 일상생활에서 섭취하는 수준을 유지하도록 하였다.

이번 실험에 사용된 복식호흡은 들숨과 날숨시 숨이 배에서 이루어지는 방식이다. 들숨시에는 배가 나오고, 날숨시에는 배가 들어가는데, 이외에 항문을 조이거나 기운을 보내는 등의 방식은 전혀 사용하지 않았다. 먼저 앉은 자세에서 들숨과 날숨을 천천히 고르게 하는 방식을 채택했으며, 점차 걸으면서 호흡하는 방법을 응용하도록 하였다. 들숨과 날숨에 대한 호의적 반응을 보이는 대상자에게는 뱃심을 통한 윗몸일으키기와 50cm 정도 높이의 공중에 가로놓인 나무로 된 구름다리(지름 약 10cm의 외나무)를 밟고 지나가는 훈련을 시켰다. 그런 다음 찜질방에서 누워서 호흡하는 방법과 앉아서 호흡하는 방법을 10분간 실시한 후 각자 편리한 시간에 고온 사우나를 이용하도록 하였다.

고온 사우나 과정에서 빈혈, 어지럼증, 호흡곤란이 발생하면 스스로 중단하도록 하였지만 중단하는 사람이 아무도 없었다. 이 사실은 건강에 아무런 문제가 없었던 사람들만 실험에 참여했다는 것인지, 또는 고온 사우나 과정이 충분히 견딜 수 있었을 정도의 환경이었는지, 아니면 복식호흡 자체가 그 정도의 고온 사우나로부터 고통을 감소시켜주는 효과가 있는 것인지에 대해서는 조사가 충분히 이루어지지 못하였다.

이 측정에서 여성들의 체중 감량 및 체지방 감소가 주목할 변화를 나타내고 있다. 이 실험에 사용된 식습관과 불가마 찜질, 음료수 섭취 등은 일반인들의 찜질방 이용문화와 유사한 것으로 체중 감량이나 체지방 감량의 다양한 변수들을 방지하기 위하여 외부적 조건을 최소화한 것이다. ①번~③번의 여성들은 전반적으로 불신감이 높았고, 새벽에 몰래 가져온 음식을 먹는 등 프로그램에 대한 참여도가 현저히 떨어지는 그룹이었던 반면, ④번~⑥번 여성들은 지나칠 만큼 질문이 많았고 참여의지도 높았다. ①, ②번은 같이 오신 분들이었고, ③~④번은 모녀지간이었다.

〈표2〉 실험 전후 참가자별 체중 및 체지방, 비만도 변화 추이

구분	성별	연령	체중(kg)			체지방률(%)			체지방량(kg)			비만도		
			1차	2차	3차	1차	2차	3차	1차	2차	3차	1차	2차	3차
①	여	41세	65.0	64.8	64.7	31.2	31.7	30.5	20.3	20.6	21.0	비1	경2	경3
②	여	51세	57.0	56.6	55.8	29.4	27.7	28.6	16.8	15.8	16.0	표3	표3	표3
③	여	16세	63.0	63.4	63.0	32.3	31.3	32.4	20.3	19.7	20.4	경2	경1	경2
④	여	41세	63.0	62.4	61.9	35.8	35.1	33.9	22.6	22.1	21.0	비1	비1	경3
⑤	여	42세	70.2	70.0	69.4	36.6	35.9	33.7	25.7	25.2	23.4	비1	비1	경3
⑥	여	40세	54.8	53.5	52.6	24.1	24.0	22.8	13.2	13.2	12.0	비1	경3	경2

표3은 표준3, 경3은 경비만3, 비1은 비만1을 나타냄.

〈표2〉에 나타난 바와 같이 이번 실험에서 공통적으로 볼 수 있는 특징 중의 하나로 체중의 감량보다 체지방의 감량이 훨씬 높다

는 점이다. ①번의 40대 여성은 체중 300g 감량에 체지방은 700g이 더 증가했으나, ②번 50대 여성의 경우 체중이 1.2kg 감량에 체지방은 800g이 줄어들었다. 10대 청소년은 체중은 그대로 유지된 반면, 체지방만 100g 증가하였다. 이들은 모두 고온 사우나에서 15분 전후로 복식호흡을 유지하였다.

반면 40대 여성 3명중 ④번 여성은 1.1kg 체중이 줄어들면서 체지방은 1.6kg이나 감량하였고, 800g 체중 감량의 ⑤번 여성은 2.3kg의 체지방 감량 결과를 보이고 있다. 특히 이 여성의 경우 고온 사우나에서의 복식호흡 시간이 30분에 이를 정도로 오랜 시간 고온에 노출되어 있었다. ⑥번 여성의 경우에도 2.2kg 체중 감량에 1.2kg의 체지방 감량을 나타내고 있어 체중 감량이 체지방 감량과 밀접한 관련이 있음을 알 수 있다. 특히 고온 사우나에서의 복식호흡 시간이 길면 길수록 체지방의 감량도 증가하는 것을 알 수 있는데, 이는 고온의 열에너지가 내장의 복압 증가와 함께 표피층에 존재하는 각종 지방을 연소시키는 작용을 하기 때문인 것으로 이해된다.

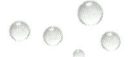
실험의 과제와 교훈

그러나 이번 실험 결과, 실험에 참가한 실험군이 연령적으로 고르게 분포되어 있지 않다는 점에서 문제가 있다. 앞으로 보다 유의미한 결과를 도출하기 위해서는 세대별로 많은 실험자들이 고르게 참여해야 하는 문제도 고려해야 한다. 또한 실험 결과를 분석하는 과정에서 실험군의 연령이 복식호흡을 통한 체중 감량 및 체지방 감량과 유의할 만한 연관성을 가지고 있음이 드러났다. 즉 연령이 높을수록 감량된 체중의 회복이 더디게 나타나는 반면, 10대일수록 감량된 체중이 원상회복하는 속도가 빠르다는 것인데, 다만 10대 청소년과 50대 여성이 각 1명씩 참여하여 보편적인 결과라고 신뢰하기는 어렵다.

두 번째로 이번 실험은 복식호흡을 통한 체중 감량 효과와 체중 감량의 원인을 알아보고자 하였다. 물론 복식호흡의 체중 감량 효과에 대한 인지가 실제 체중 감량에 많은 영향을 미친다는 사실이 드러났으나, 그보다 고온에서의 복식호흡 시간이 체중 감량에 깊은 영향을 미친다는 것을 알 수 있게 되었다. 특히 체중 감량의 가장 큰 원인으로 체지방 감소라는 실험결과는 국민건강에 유의미한 자료로 역할을 할 것이라고 생각한다. 실험군 모두 체중 감량 수치에 비해 체지방 감량이 훨씬 높게 나타난 것도 향후 내장비만 또는 복부비만 해소에 복식호흡을 통한 고온 사우나가 효과적일 것이라는 반증이기도 하다.

찜질방 다이어트의 실제

앞서 찜질방을 활용한 다이어트를 소개했지만, 실제 적용을 하고자 하면 막막하기만 하다. 따라서 이번 장에서는 실제 직장인과 주부를 예로 들어서 식단과 다이어트 스케줄을 짜보고자 한다. 직장인이란 하루 중 타의에 의해 정해진 일과가 있으면서 퇴근 후에나 자신의 시간을 낼 수 있는 그룹을 상징하며, 주부란 전업주부처럼 하루 일과 중에 스스로 일정을 조정할 수 있는 그룹을 말하는 것이므로 굳이 직업에 따른 분류로 이해할 필요는 없다.

직장인들의 찜질방 10일 다이어트

특정 조직에 소속되어 급여를 받으면서 일하는 사람들은 일과 중에 자신이 하고자 하는 운동이나 취미활동을 하기 어렵다. 따라서 이런 그룹의 사람들은 주말을 잘 활용하는 것이 좋다. 예를 들어 금요일 저녁에 속을 비우는 관장용 차나 음료를 마신 뒤 설사를 통해 변을 배출시킨 뒤 단식에 들어간다. 토요일과 일요일까지 계속 따뜻한―약 50~70℃ 정도―차나 물을 마시면서 가벼운 운동을 한다. 예를 들면 워킹이나 등산, 베드민턴 정도가 좋으며 땀이 촉촉하게 젖을 정도가 되면 운동을 마치도록 한다. 운동 중에도 복식호흡을 계속하는 것은 물어볼 필요도 없다.

관장 시점부터 계속 호흡을 하면 변을 보기가 쉬울 뿐만 아니라 특히 운동 중의 호흡은 체내에 가득 차 있는 가스를 빼내는 데 효과적이다. 보통 단식을 한다고 하면 가만히 누워서 멀뚱하게 앉아 있거나 누워 있는 경우를 상상하는데, 이는 대단히 위험한 자세다. 단식은 반드시 유산소 운동을 병행해야 정신적, 육체적인 부작용을 예방할 수 있으므로 찜질방 다이어트를 시작하고자 한다면 주변 여건을 고려하여 운동계획을 세워서 해야 한다.

토요일 오후에는 가족들과 찜질방을 가서 사우나를 한 다음 60~70℃ 정도의 찜질방에서 약 30여 분간 찜질을 한다. 물론 복식호흡은 계속 유지해야 한다. 호흡 중에 숨을 멈추어야 한다고 생각하는 분들이 있는데, 이는 초심자들에게 해로울 수 있으므로 가급적 피해야 한다. 복식호흡이 능숙해지면 복부지방을 빼기 위해 호흡을 들이마신 다음 다소간 멈출 수도 있으나, 처음 복식호흡을 하는 분들은 지나친 의욕으로 무리하지 마시길 권한다. 호흡은 '나'를 찾는 과정이며, 호흡을 통해 내면에 이르는 것이 목표이다. 그런데 단기적인 성취를 위해 숨을 멈추는 행위를 하게 되면 정작 중요한 과정에 이르러서는 성취가 더디게 되고, 자칫 샛된 길로 들어가지 않을까 우려되기 때문이다.

일요일 아침에는 따뜻한 차나 물을 마신 뒤 시원하게 소변을 보거나 대변을 본다. 그런 다음 때를 밀고 샤워를 한 다음 가족들과 함께 귀가한다. 시간이 남으면 도서관을 가거나 인근 공원을 찾아 산책을 하는 것이 좋다. 월요일 아침에도 따뜻한 차나 물을 마신 뒤 출근하며, 이때부터 가능한 아침식사는 피하도록 한다. 대신 아침으로 바나나 1개나 감자 1개, 또는 고구마 1개 등의 대체식이나 따뜻한 물을 마시는 것만으로 보내는 것이 좋다.

물론 점심과 저녁은 푸짐하게 먹되, 배가 부른데도 불구하고 습관처럼 정량을 모두 먹으려는 행위는 삼가야 한다. 아마도 이전에 비해 절반 정도의 식사만으로도 포만감을 느낄 것이다. 다만 식사 때 고기면 고기, 샐러드면 샐러드, 밥이면 밥 등으로 정해두고 편식을 하는 것이 좋다. 밥을 먹으면서 고기와 국, 채소를 함께 먹는 것은 피하도록 한다. 밥을 먹을 때는 국을 조금 적게 먹고 반찬도 채소류에 한정하도록 한다. 고기를 먹고 싶다면 고기를 주로 먹되, 밥은 먹지 않는 것이 좋다. 다만 점심에 고기를 먹었다면 저녁에는 밥을 먹는 식으로 순환을 시키면 식탐을 줄일 수 있을 뿐만 아니라 다이어트에도 훨씬 효과적이다.

그리고 가능한 이 기간 중에는 출퇴근을 전철이나 버스로 하되 일부러 서서 호흡을 하며 이동한다. 이는 걷는 것만큼의 효과가 있으므로 불가피한 경우가 아니면 승용차를 이용하는 어리석음을 벗어나야 한다. 수요일 저녁과 토요일 저녁에는 다시 찜질방을 가서 찜질을 하고 샤워를 한 다음 처음보다 호흡이 얼마나 부드러워졌는지 확인을 한다. 이 과정을 일요일까지 하면 10일간의 찜질방 다이어트가 끝나는데, 다이어트가 끝났다고 하더라도 아침은 간단하게, 점심과 저녁과 대체 편식으로 계속 진행하여 몸에 익숙해지도록 한다. 물론 어떤 경우에도 복식호흡은 계속 유지해야 한다.

이를 일정표로 만들면 다음과 같다.

구분		금	토	일	월	화	수	목	금	토	일
식사	아침		따뜻한 물		대체식 온수	대체식 온수	대체식 온수	대체식 온수	대체식 온수	대체식 온수	대체식 온수
	점심				육류	밥	밥	밥	밥	전골	누룽지
	저녁	관장			밥	전골	대체식 온수	밥	육류	밥	육류
	야식				-	-	샐러드		샐러드		
운동	헬스	x	오전 운동		대중교통 – 걷기, 서서 호흡, 계단 오르내리기 등					오전 운동	
	산책	x	점심 산책	오후 산책	7~8시 산책	7~8시 산책		7~8시 산책	7~8시 산책	점심 산책	오후 산책
찜질		x	저녁	오전	x	x	저녁	x	x	저녁	오전

전업주부를 위한
찜질방 20일 다이어트

전업주부들은 하루 일과를 임의로 선택해서 일정을 조정할 수 있다는 점에서 좀 더 자신에게 맞는 다이어트를 할 수 있다. 특히 낮 시간대를 적절히 활용할 수 있으므로 가능한 햇빛을 많이 쐬거나 공기 좋은 곳을 찾아서 걷기와 호흡을 병행한다면 이보다 좋은 다이어트는 없을 것이다. 따라서 전업주부들은 좀 더 고민을 해서 일정표를 짜는 것이 좋다. 기본적인 일정은 직장인 일정표를 참고로 하되, 가능하면 찜질과 운동을 낮 시간대에 배치하는 것이 가족들을 위해 효과적일 것이다. 가족들이 행복하기 위해서는 아침과 저녁에 엄마가 가족들을 맞이하는 것이 좋다.

특히 다이어트를 한답시고 가족들에게 짜증을 내거나 시비를 거는 것은 몸을 건강하게 하기 위해 마음의 건강을 해치고 인간관계를 해치는 어리석은 짓이다. 호흡을 길게 하면 마음이 안정되어 쉽게 화를 내지도 않을 뿐 아니라 남을 이해하고 공감할 수 있다. 엄마가 건강한 마음으로 가족을 맞이하면 가족도 건강해질 뿐만 아니라 아이들도 정서적으로 안정될 수 있다.

전업주부들은 일정한 기간을 정해서 다이어트를 하기보다는 2박 3일의 단식을 끝낸 뒤 지속적으로 대체식과 편식을 병행하여 습관으로 길들이는 것이 유리하다. 약 20일 정도를 이와 같이 하다 보면 호흡이 고르고 길어지게 되는데, 그런 다음에는 스스로 건강해지는 법을 알게 되어 굳이 편식이니 대체식이니 하지 않아도 몸이 원하는 대로 선택하면 된다. 다만 밥을 꼭꼭 씹어서 먹는 습관은 유지하고, 밥을 국에 말아서 거의 삼키다시피 먹는 것은 삼가야 한다. 또한 걷기 호흡과 유산소 운동을 통해 체내 가스를 일상적으로 배출하는 노력은 기간에 상관없이 행해야 한다. 만약 다이어트 기간이 끝났다고 하여 체내 가스 배출에 대해 무관심하면 곧바로 요요현상이 찾아 올 것이다.

생활습관 기록지

찜질방에서 마시면 좋은 차&음료

전국의 이색 찜질방

생활습관 기록지

※ 본 기록지에 자신의 습관을 기록해 읽어보시면 스스로 자신의 문제점을 알 수 있습니다.

작성년월일 : 20   년   월   일(요일)

■ **가족사항**

가족관계	생년월일	종교	혈액형	사망연령	주요 질병 (또는 나쁜습관)
할아버지					
할머니					
아버지					
어머니					
배우자					
자녀					

■ **식사습관** (최근에 좋아하는 음식 종류 3가지)

귀하는 식사 후 어떤 증상이 있습니까? (나른하다거나 졸린다거나 등)

구분	시간	밥상의 밥/국/반찬 메뉴	섭취양 및 섭취 주기	선호도
아침식사	: ~ :			
점심식사	: ~ :			
간식	: ~ :			
저녁식사	: ~ :			
야식	: ~ :			
술자리	: ~ :	(술종류)	병 / 주	
흡연	: ~ :	(담배이름)	개피 / 주	
게임	: ~ :	(게임종류)	시간 / 주	
도박	: ~ :	(도박종류)	원 / 년	

※ 선호도란에는 '짠 것' '매운 것' '단 것' '쓴 것' '싱거운 것'등 맛과 향을 적어주세요.

■ 운동습관

구분	운동시간	운동 방법	운동 정도 (땀 흘리는 정도)	비고
아침食前 운동	: ~ :			
점심食後 운동	: ~ :			
저녁食前 운동	: ~ :			
저녁食後 운동	: ~ :			

■ 수면습관

구분	취침(기상) 시간	코골이	이갈이	무호흡증	불면증	몽유병	기타
점자기 전	: ~ :						
수면 중	: ~ :						
잠에서 깰 때	: ~ :						

찜질방에서 마시면 좋은 차 & 음료

복식호흡을 할 경우에 차(茶)는 대단히 유용하다. 본문에서 언급한 바 있듯이 찜질방에서 복식호흡을 할 경우 코로 들어온 공기는 일부가 입천장에 있는 조그만 구멍을 통해 구강으로 들어가고, 일부는 기관으로 들어간다. 구강으로 들어간 소량의 공기는 구강 건조증을 유발하여 호흡을 힘들게 할 뿐만 아니라 계속해서 신경을 거슬려 집중력을 잃게 만든다. 이처럼 복식호흡에 따른 구강 건조증을 해결할 수 있는 가장 효과적인 방법이 따뜻한 차를 자주 마시는 것이다.

차의 종류는 다양하다. 일반적으로 차는 원료에 따라 잎차, 화차(花茶), 열매차, 뿌리차 등으로 나뉘고, 발효시키는 정도에 따라서 다시 3~4가지로 구분된다. 보통 시중에서 티백 형태로 파는 차는 상업용으로 제조되어 원료와 공정을 알기 어렵다. 따라서 가능한 독자 여러분께서는 스스로 직접 좋은 차를 만들어서 마시기를 권한다.

● 차를 대하는 자세

모든 차는 덖거나 찌거나 재우는 과정에서 본래 가지고 있던 성질이 변하게 되지만, 그 향(香)은 오래도록 변하지 않는다. 사람도 살아가면서 여러 시행착오와 고통을 겪으면서 본래의 성질이 깎이고 변하기도 하지만, 그 사람이 가진 향기(香氣)는 오래도록 변하지 않는다. 그래서 '차'를 대하는 마음을 '만남'이라 여기고, 지금 내가 마주하고 있는 차 한잔에 모든 정성을 기울인다면 훨씬 향기 있는 삶을 살 수 있을 것이다.

● 수제차 만들기

차는 종류에 따라 제조법이 모두 다르므로 여기서는 봄철에 채취하는 잎차를 중심으로 설명하고자 한다. 물론 수국차(花茶)나 매실차(열매차)같이 채취 시기가 다르고 제조법이 다른 차는 그에 맞추어 공부하시기 바란다.

1. 새순 따기 — 이른 봄(대략 3월이 지나기 전) 아침이슬이 걷히기 전 오전에 채취하는 것이 좋으며, 채취할 때는 새순을 따서 모아야 한다. 경우에 따라서는 새순만 채취하여 차를 만들면 쓴맛이 나므로 주의해야 한다.

2. 새순 덖기 — 대부분 새순으로 만드는 차는 찌거나 재우지 않고

덖는데, 솥의 물기를 완전히 제거한 후 잎에서 우러나오는 물기만으로 덖어주어야 한다. 물론 덖는 과정에서 타거나 볶아질 경우 차의 속성이 완전히 변해버리므로 유의해서 덖는다(이것이 기술이다).

3. 덖기 반복 — 보통 가정에서 차를 만들 경우, 3번 정도 덖으면 좋다. 물론 전문가 수준이라면 9번을 덖어야 한다. 익힌 다음 식히기를 6번 반복한 후, 7번째부터는 온도를 서서히 내려서 타는 것을 방지한다.

4. 진공포장 — 덖을 때는 맨손으로 해야 하지만 너무 뜨거우면 면장갑을 끼고 하는 경우도 있다. 덖는 과정이 끝나면 시원한 곳에서 완전히 식힌 다음 진공상태로 포장해두었다가 필요할 때마다 꺼내서 따뜻한 물에 풀어 마시면 좋다. 진공포장재가 없는 가정에서는 병에 넣어서 보관하는 것도 한 방법이다.

● **차의 종류와 기능**

잎차는 60~70℃ 정도에서 마시는 것이 좋다. 끓는 물에 차잎을 띄우고 바로 마시면 차가 함유한 유익한 성분이 파괴될 뿐만 아니라, 뜨거워서 마시기도 힘들고 건강에도 해롭다. 조금 따뜻한 수준에서 마시는 것이 좋다. 화차(花茶)는 주로 유리잔을 이용해서 마시는데, 마시는 온도는 잎차와 다르지 않다. 열매차는 진액으로 추출하였다가 따뜻한 물에 희석시켜서 마시는 경우가 많다. 또는 가정에서 당발효시키거나 자연발효시켜서 물에 희석시켜 마신다. 뿌리차도 열매차와 크게 다르지 않다.

어떤 차가 어디에 좋은지, 왜 좋은지, 어떤 성분이 있는지는 인터넷에 검색해봐도 얼마든지 있다. 따라서 공개된 정보는 빼고 필자가 경험한 바를 토대로 간단하게 기술하고자 한다.

1. 잎차(葉茶)

우전 ·· 우전은 72절기 중 우수 전에 딴 '첫물 차'를 말한다. 부드럽지만 비싸다. 하지만 제대로 덖은 녹차를 맛보면 그 황홀한 맛을 잊을 수 없다. 필자는 5년 전 지리산 청학동 삼성궁에서 마신 우전이 가장 기억에 남는다. 지금도 그 맛이 나는지 모르겠지만, 녹차라고 하면 통상 우전을 말한다. 다만 녹차를 너무 자주 마시면 위장에 좋지 않다는 속설이 있다.

보이차 ·· 발효차의 대명사. 잎차를 발효시킨 것으로 중국 서민들이 애용했다고 알려져 있다. 당뇨환자들이마시면 효과가 있을 것으로 생각되지만, 직접 당뇨환자에게 권해본 적은 없다. 이외에 '관음차'도 유명하다. 우리나라 발효차 수준이 아직 뒤떨어진 상태이므로 정부에서 발효차 개발을 지원해주면 농가소득과 국부창출에 도움이 될 것으로 확신한다.

덩굴차 ·· 흔하던 것이 귀해졌다. 덩굴 진액은 암환자 치료용으로도 쓰이는데, 덖어서 차로 만들면 다이어트에 좋다. 거창에서 명맥이 유지되고 있으며, 경북대학교 교수가 다이어트 효과를 입증하여 논문으로 발표하였다.

2. 화차(花茶)

수국차 ·· 국화차라고도 한다. 말린 수국을 따뜻한 물이 담긴 투명한 유리잔에 담그면 노란 수국이 다시 피어나는 듯 아름답다. 화차는 향을 우선으로 한다. 마치 향기요법 같은 치유효과가 있다. 시각적 즐거움도 좋다. 그래서 혼자서 즐기기에 좋다. 우울증세가 있거나 고독감을 느끼는 주부라면 이 차를 권하고 싶다. 국내 지리산에서 개발된 화차만 해도 130여 종이 넘는다. 그러나 필자가 맛본 화차 중 기억에 남는 것이 수국차뿐이다.

3. 열매차(果實茶)

매실차 ·· 매실은 따뜻하게 마시면 폐에 좋다. 특히 봄철 황사나 알러지로 인한 기관지염에 좋은 것으로 알려져 있다. 담배를 많이 피우는 분들에게도 권하고 싶다. 기침하시는 분도 따뜻한 매실차 한 잔이면 잦아들 것이다.

석류차 ·· 너무나 유명한 여성 전용 차. 피부에 좋다는 것으로 보아

폐동맥과 폐정맥을 통한 혈액순환에 효과가 있는 것 같다. 찜질 후에는 시큼한 첫맛이 상쾌했고, 달콤한 끝맛이 공복감을 없애준다.

감식초 •• 열매를 발효시킨 것으로 산성이 아닌 알칼리성 음료이다. 건강한 몸은 약알칼리성인 데 반해 환경오염과 패스트푸드에 익숙해지면 우리 몸은 산성화된다. 감식초 같은 약알칼리성 음료나 차를 즐겨 마시면 건강 체질로 바뀐다. 특히 화를 잘 내는 사람은 이런 차를 자주 마시는 것이 좋다.

4. 뿌리차

칡차 •• 전통적으로 칡은 위장이 약한 사람에게 좋다고 알려져 있다. 칡즙이 위장에 좋은지는 잘 알지 못한다. 보통 위장약으로 쓸 때는 말린 칡을 쓰기 때문이다. 그러나 칡즙이 찜질 후 수분보충에 효과가 있는 것은 확실하다.

마즙 •• 마는 종류가 다양하다. 다만 뇌질환에 쓰는 '천마'는 일반적인 마와 다른 것이다. 보통은 '장마'를 일컫는데 위장에 좋다. 최근에는 경기도 양평 시장에 재배용 산마가 거래된다는 소문이 있다. 산마의 효능은 장마에 비해 탁월한 것으로 알려져 있다. 일반적으로 마는 믹서기에 갈아 요구르트에 타서 마신다.

지황차 •• 야생 생지황으로 만든 귀한 차다. 이 차는 자연발효시켜야 한다. 지황차는 발효된 지황을 다시 불에 내려서 마시는 아주 특이한 차다. 아무리 전통이 사라졌다고 해도 찾아보면 어딘가에는 그 전승자가 있기 마련이다. 지황차는 발기부전 등 남성 전용 차라고 할 수 있다.

홍삼차 •• 홍삼은 생삼(수삼)을 쪄서 발효시킨 것으로 생삼에 비해 사포닌이 2배 이상 함유되어 있는 것으로 알려져 있다. 홍삼 진액을 따뜻한 물에 타서 마시면 찜질로 인한 구강건조증을 해결하는 데 아주 효과적이다. 물론 체질에 상관없이 누구에게나 보양제로서 유익하다.

전국의 이색 찜질방

		드라마 촬영지	바다	노천탕	수영장	여성 전용
■ 서울 ■						
춘천옥산가옥불가마	서울 강남구 도곡동 02-3463-1448					
인공폭포불가마사우나	서울 강서구 염창동 02-3661-3252					
봉일스파랜드	서울 관악구 봉천동 02-874-4900					
삼모스포렉스&스파	서울 관악구 신림동 02-871-9181				○	
강변스파랜드	서울 광진구 구의3동 02-455-3737	MBC [파스파]				
태영보석불가마사우나	서울 구로구 신도림동 02-2631-5888					
태영불사우나	서울 금천구 독산동 02-892-7797	KBS [바람불어 좋은날]				
서울 워터피아 24시	서울 동대문구 장안동 02-2214-2500					
월드컵스파랜드24	서울 마포구 성산동 02-308-4006	SBS [내 여자 친구는 구미호]			○	
숲속한방랜드	서울 서대문구 봉원동 02-365-2700	MBC [무한 걸스 시즌1]				
녹주맥반석-서울서초	서울 서초구 서초2동 02-3473-2271~2					

부록 ● 177

		드라마 촬영지	바다	노천탕	수영장	여성전용
스파레이	서울 서초구 잠원동 02-545-4002					
삼호궁전사우나	서울 서초구 양재동 02-589-0686~8					
화성녹주사우나	서울 성동구 성수1가 02-466-7100					
포시즌워터파크	서울 성동구 행당동 02-2200-1600	MBC [무한걸스 시즌2]		○	○	
우리랜드보석불가마사	서울 성북구 장위동 02-912-5522			○		
스포츠클럽 서울레저	서울 송파구 오금동 02-404-7000				○	
청학불한증막	서울 양천구 목1동 02-2644-9611				○	
씨랄라	서울 영등포구 문래동3가 02-2628-9000	KBS 일일연속극 [웃어라 동해야]			○	
경원스파랜드	서울 영등포구 영등포동 02-2068-3100					
해밀톤호텔사우나	서울 용산구 이태원1동 02-6393-1370					
드래곤힐스파	서울 용산구 한강로3가 02-792-0001	MBC [지붕뚫고 하이킥]			○	
이태원랜드	서울 용산구 한남동 02-749-4122	SBS [시크릿가든]				
실로암사우나	서울 중구 중림동 02-364-3963					
천지연스파월드	서울 중랑구 신내동 02-3422-0080					

		드라마 촬영지	바다	노천탕	수영장	여성 전용
■ 인천 ■							
강화온천스파월드	인천 강화군 길상면 장흥리 032-937-3300			○	○	
스파시스	인천 남구 도화동 032-866-4545				○	
만수스파월드	인천 남동구 만수동 032-465-3037				○	
스파세븐	인천 부평구 삼산동 032-330-0700				○	
해수워터피아	인천 서구 가좌동 032-577-3600					
인스파월드	인천 중구 신흥동3가 032-885-6776				○	
■ 대전 ■							
오아시스	대전 서구 관저동 042-546-5959					
동방삭레포츠	대전 서구 만년동 042-489-6677				○	
유성한진대중찜질방	대전 유성구 봉명동 042-826-2711					
■ 광주 ■							
오션스파	광주 광산구 월계동 062-974-3633					
봉선VIP온천보석사우나	광주 남구 봉선동 062-654-3188/9					

		드라마 촬영지	바다	노천탕	수영장	여성 전용
삼정녹주찜질사우나	광주 북구 두암동 062-269-6300					
매월건강랜드	광주 서구 매월동 062-373-4343				○	
유수온천사우나찜질방	광주 서구 풍암동 062-655-4114					

■ 대구 ■

대림워터피아	대구 남구 대명9동 053-626-8802					
오아시스	대구 남구 봉덕3동 053-476-0061					
수목원생활온천	대구 달서구 진천동 053-641-0100			○	○	
팔공산심천랜드	대구 동구 송정동 053-986-8033~4					
부석게르마늄사우나	대구 북구 산격2동 053-381-3399					

■ 울산 ■

녹주 맥반석 화로방	울산 남구 삼산동 052-271-0522					
이엑스알스포츠센터	울산 동구 일산동 052-233-6210		○			
알프스랜드	울산 울주군 상북면 산전리 052-254-8088					
훼미리스파	울산 중구 복산동 052-297-9977				○	

		드라마 촬영지	바다	노천탕	수영장	여성 전용
■ 부산 ■							
녹주맥반석	부산 부산진구 부전2동 051-807-8750					
을숙도 해수피아	부산 사하구 하단동 051-204-0500					
송도해수피아	부산 서구 남부민동 051-718-2000		○			
아쿠아팰리스	부산 수영구 광안2동 051-756-0202		○	○	○	
광안해수월드	부산 수영구 민락동 051-754-2009				○	
태종대온천	부산 영도구 동삼동 051-404-9001		○			
송정해수락	부산 해운대구 송정동 051-702-1995		○			
베스타 리조트	부산 해운대구 중2동 051-743-5705		○	○		
■ 경기도 ■							
일산이일천랜드	고양시 덕양구 주교동 031-963-8383					
성석불한증나라	고양시 일산동구 성석동 031-977-8588					○
몸24시불한증막사우나	고양시 일산서구 일산동 031-975-0066	KBS [드림하이]				
춘천옥 사우나찜질방	광명시 하안동 02-897-8800					

		드라마 촬영지	바다	노천탕	수영장	여성 전용
곤지암참숯가마	광주시 실촌읍 곤지암리 031-797-1199				○	
스파그린랜드	광주시 퇴촌면 영동리 031-760-5700			○	○	
수리산랜드	군포시 당동 031-453-1100			○	○	
김포건강랜드	김포시 북변동 031-982-5755					
수동성관광농원참숯가	남양주시 수동면 031-511-0330					
지중해랜드	독두천시 생연동 031-857-5890				○	
천지연랜드	부천시 오정구 원종동 032-677-0677					
스카이랜드	부천시 원미구 상동 032-327-0093				○	
대양온천사우나	부천시 원미구 상동 032-329-4500				○	
이일천랜드	성남시 중원구 상대원1동 031-737-6101					
중앙스포츠랜드	수원시 권선구 고색동 031-294-3344				○	
동호스파랜드	수원시 장안구 정자동 031-253-5501				○	
녹주맥반석-수원점	수원시 팔달구 인계동 031-226-7171~2					
워터캐슬불가마사우나	시흥시 정왕동 031-434-0997					

		드라마 촬영지	바다	노천탕	수영장	여성 전용
신천지24시불가마사우나	안산시 단원구 고잔1동 070-8185-8900					
극동스포랜드	안산시 단원구 초지동 031-480-1390				○	
(주)안성 내추럴 리조	안성시 죽산면 031-674-8255					
송추워터피아	양주시 장흥면 부곡리 031-826-1012~3				○	
현대랜드	양주시 장흥면 석현리 031-855-2022				○	
여주온천	여주군 강천면 부평리 031-885-4800			○		
숲속건강나라	여주군 북내면 상교리 031-884-5999			○		
양지유황천랜드	용인시 처인구 양지면 양지 031-321-8888					
(주)대현이일천랜드	의왕시 오전동 031-477-2100					
천지연워터피아	의정부시 용현동 031-852-8882					
이천 테르메덴	이천시 모가면 신갈리 031-645-2000					
스파플러스	이천시 안흥동 031-639-5000			○	○	
유일레저	파주시 광탄면 마장리 031-948-6161			○	○	
G&G 지앤지스파	파주시 금능동 031-946-0063				○	

		드라마 촬영지	바다	노천탕	수영장	여성전용
파주금강산랜드	파주시 월롱면 위전리 031-945-2500				○	
봉일천 세양 스파랜드	파주시 조리읍 봉일천1리 031-946-7233					
중원스파랜드	평택시 현덕면황산리 031-681-1767				○	
주심유황참숯가마	하남시 초이동 02-429-9500			○		
보보스 스파랜드 & 휘	화성시 기안동 031-221-8899			○		
발안식염온천	화성시 장안면 수촌리 031-351-9701			○		
화성스파 세화호텔	화성시 팔탄면 덕천리 031-353-6100			○		
하피랜드	화성시 팔탄면 율암리 031-366-6322			○	○	
율암온천	화성시 팔탄면 하저리 031-354-7400			○		
■ 강원도 ■						
주문진해수찜질랜드	강릉시 연곡면 영진리 033-661-2285					
MGM호텔해수사우나	강릉시 안현동 033-644-2559					
아쿠아랜드	원주시 단구동 033-761-8877					
속초해수피아	속초시 조양동 033-638-7700/7100					

		드라마 촬영지	바다	노천탕	수영장	여성 전용
설악워터피아	속초시 장사동 033-635-7700			○	○	
춘천월드온천24	춘천시 신북읍 033-244-8889			○		
예술촌	홍천군 서석면 검산리 033-436-5200					
아로마허브찜질방	홍천군 화촌면 장평리 033-433-9978					
횡성온천실크로드	횡성군 갑천면 삼거리 033-344-4200~1					
금강산건강랜드	동해시 부곡동 033-532-6454					
해돋이불한증막	고성군 토성면 봉포리 033-638-5300~2					

■ 충북 ■

유로스파 찜질방	제천시 청전동 043-646-8833					
오창온천로하스파	청원군 오창면 양청리 043-238-5000			○	○	
청주온천스파	청주시 흥덕구 분평동 043-286-5757			○		
수안보참숯가마	충주시 수안보면 수회리 043-844-4989					

■ 충남 ■

공주녹주맥반석불가마	공주시 계룡면 041-856-5532					

		드라마 촬영지	바다	노천탕	수영장	여성 전용
녹주맥반석 공주점	공주시 계룡면 하대리 041-856-5532					
동의보감참나루랜드	공주시 신관동 041-881-2715					
골드스파사우나	논산시 은진면 토양리 070-7762-0377					
당진워터프리아	당진군 당진읍 읍내리 041-354-4114					
행담랜드 해수피아	당진군 신평면 부수리 041-362-2076		○			
포시즌24시찜질방 사우나	보령시 동대동 041-934-9972					
레그랜드 펀비치	보령시 신흑동 041-939-9000				○	
덕암스파	서천군 마서면 덕암리 041-953-4888				○	
금강웰빙타운	서천군 마서면 도삼리 041-956-7300				○	
파라다이스 스파도고	아산시 도고면 기곡리 041-537-7100			○	○	
덕산스파캐슬	예산군 덕산면 사동리 041-330-8000					
태평양건강랜드	천안시 봉명동 041-592-2130				○	
홍성온천	홍성군 홍성읍 오관리 041-633-6666					

		드라마 촬영지	바다	노천탕	수영장	여성 전용
■ 경북 ■						
갓바위건강마을	경산시 와촌면 음양리 053-853-5523					
첨성대 한증막	경주시 하동 054-777-7600					
양남해수원천랜드	경주시 양남면 하서리 054-777-5678		○			
그린워터피아	구미시 옥계동 054-475-4900					
(주)김천휴랜드	김천시 부곡동 054-436-6611					
문경종합온천	문경시 문경읍 하리 054-571-2002			○		
새재스파렉스	문경시 윤직동 054-556-7004					
영주스포렉스	영주시 휴천2동 054-637-9009					
영천스파월드	영천시 조교동 054-335-8000					
의성탑산약수온천	의성군 봉양면 구산리 054-833-5001			○		
용암웰빙스파	청도군 화양읍 삼신리 054-371-5500					
칠곡도개온천	칠곡군 석적읍 도개리 054-975-3700					
연산온천파크	포항시 북구 송라면 중산리 054-262-5200			○		

		드라마 촬영지	바다	노천탕	수영장	여성 전용
임곡온천랜드	포항시 남구 동해면 임곡리 054-292-6677			○		
덕구온천관광호텔	울진군 북면 덕구리 054-782-0677					

■ 경남 ■

		드라마 촬영지	바다	노천탕	수영장	여성 전용
거제도해수온천	거제시 신현읍 양정동 055-638-3000~9					
바이킹 해수랜드	고성군 거류면 신용리 055-672-4633					
공룡해상랜드	고성군 삼산면 두포리 055-672-4554		○			
장유폭포수찜질랜드	김해시 장유면 대청리 055-312-4411					
삼조황토굴 찜질방	남해군 삼동면 금송리 055-867-2955					
산수랜드	마산시 진전면 동산리 055-272-0028					
리치빌찜질사우나	밀양시 삼문동 055-354-3366					
진양호캐리비안온천	사천시 곤명면 신흥리 055-853-7500			○	○	
해수월드 (남일대리조트)	사천시 향촌동 055-832-9800		○			
지리산참숯굴찜질방	산청군 단성면 길리 055-974-0117					
산청온천랜드	산청군 산청읍 지리 055-972-2232					

		드라마 촬영지	바다	노천탕	수영장	여성 전용
서진주 탄산유황천	진주시 명석면 외율리 055-744-8383					
남강워터피아	진주시 호탄동 055-755-4726					
롯데스파랜드	진해시 석동 055-544-0154					
부곡하와이	창녕군 부곡면 거문리 055-536-6331			○	○	
워터피아	창원시 사림동 055-275-1900					
드림캐슬사우나찜질방	창원시 사파동 055-285-2266					
통영워터피아	통영시 광도면 죽림리 055-649-7100					
통영해수랜드	통영시 항남동 055-645-2464					
지리산청정낙원	함양군 휴천면 운서리 055-962-3002					

■ 전북 ■

오투헬스피아	전주시 덕진구 동산동 063-212-9211					
고려 녹주사우나	전주시 덕진구 산정동 063-247-9999					
숲속황토한증막	김제시 금구면 선암리 063-543-0054					
춘천옥찜질방사우나	김제시 옥산동 063-545-8855					

		드라마 촬영지	바다	노천탕	수영장	여성 전용
녹주맥반석24시 찜질방	남원시 도통동 063-633-8200					
모현스파랜드24시 찜질방	익산시 모현동 063-837-6800					
익산온천랜드	익산시 석암동 063-831-8889				○	
익산스파랜드	익산시 인화동2가 063-853-2721					

■ 전남 ■

		드라마 촬영지	바다	노천탕	수영장	여성 전용
바다스파랜드	고흥군 도양읍 봉암리 061-842-7715					
녹주맥반석-곡성점	곡성군 곡성읍 서계리 061-363-7114					
지리산 온천랜드	구례군 산동면 대평리 061-783-2900~10				○	
담양리조트온천	담양군 금성면 원율리 061-380-5111			○	○	
돌산관광해수타운	여수시 돌산읍 우두리 061-644-7977					
월출산불가마찜질방	영암군 영암읍 용흥리 061-471-8858					
삼호센트럴스파	장성군 장성읍 영천리 061-392-2202					
해남참숯불가마사우나	해남군 해남읍 해리 061-533-5500					
도곡스파랜드	화순군 도곡면 천암리 061-374-7600				○	

			드라마 촬영지	바다	노천탕	수영장	여성 전용
■ 제주 ■							
녹주맥반석가마찜질장	서귀포시 남원읍 수망리 064-764-6113~4						
제주워터월드	서귀포시 법환동 064-739-1930~3						
한샘워터피아	제주시 노형동 064-744-8181						
탑 천기토랜드	제주시 삼도2동 064-758-4800						
해미안	제주시 외도이동 064-713-2001						
용두암해수랜드	제주시 용담삼동 064-742-7000			○			
송죽원	제주시 이도2동 064-725-2288						
북부 녹주맥반석	제주시 조천읍 조천리 064-782-5535